Eastham

Raus aus der Sozialen Angst

Raus aus der Sozialen Angst

Wie du am Leben teilnimmst, statt dich zu verstecken

Claire Eastham

Aus dem Englischen übersetzt von Bettina Snowdon

TRIAS

Bibliografische Information der Deutschen Nationalbibliothek

Die Deutsche Nationalbibliothek verzeichnet diese Publikation in der Deutschen Nationalbibliografie; detaillierte bibliografische Daten sind im Internet über http://dnb.d-nb.de abrufbar.

Die englische Originalausgabe erschien 2016 unter dem Titel »We're All Mad Here«. Copyright © Claire Eastham, 2016. This translation of »We're All Mad Here« ist published by arrangement with Jessica Kingsley Publishers Ltd.
www.jkp.com

1. Auflage 2022

TRIAS Verlag in Georg Thieme Verlag KG
Rüdigerstraße 14, 70469 Stuttgart, Germany
www.trias-verlag.de

Printed in Germany

Programmplanung: Celestina Filbrandt
Projektmanagement: Sabine Ilg
Redaktion: Magdalena Kieser
Übersetzung: Bettina Snowdon
Umschlaggestaltung und -motiv: © Thieme
Satz: Ziegler und Müller, Kirchentellinsfurt
Druck: Westermann Druck Zwickau GmbH, Zwickau

ISBN 978-3-432-11324-1 1 2 3 4 5 6

Auch erhältlich als E-Book:
eISBN (epub) 978-3-432-11325-8

Wichtiger Hinweis: Wie jede Wissenschaft ist die Medizin ständigen Entwicklungen unterworfen. Forschung und klinische Erfahrung erweitern unsere Erkenntnisse. Ganz besonders gilt das für die Behandlung und die medikamentöse Therapie. Bei allen in diesem Werk erwähnten Dosierungen oder Applikationen, bei Rezepten und Übungsanleitungen, bei Empfehlungen und Tipps dürfen Sie darauf vertrauen: Autoren, Herausgeber und Verlag haben große Sorgfalt darauf verwandt, dass diese Angaben dem Wissensstand bei Fertigstellung des Werkes entsprechen. Rezepte werden gekocht und ausprobiert. Übungen und Übungsreihen haben sich in der Praxis erfolgreich bewährt.

Eine Garantie kann jedoch nicht übernommen werden. Eine Haftung des Autors, des Verlags oder seiner Beauftragten für Personen-, Sach- oder Vermögensschäden ist ausgeschlossen.

Marken, geschäftliche Bezeichnungen oder Handelsnamen werden nicht in jedem Fall besonders kenntlich gemacht. Aus dem Fehlen eines solchen Hinweises kann nicht geschlossen werden, dass es sich um einen freien Handelsnamen handelt.

Thieme nennt Autorinnen und Autoren konkrete Beispiele, wie sich die Gleichstellung von Frauen und Männern sprachlich darstellen lässt. Wo im Text (z. B. aus Gründen der Lesbarkeit) nur das generische Maskulinum verwendet wird, sind alle Geschlechter gleichermaßen gemeint.

Datenschutz: Wo datenschutzrechtlich erforderlich, wurden die Namen und weitere Daten von Personen redaktionell verändert (Tarnnamen). Dies ist grundsätzlich der Fall bei Patienten, ihren Angehörigen und Freunden, z. T. auch bei weiteren Personen, die z. B. in die Behandlung von Patienten eingebunden sind.

Liebe Leserin, lieber Leser,

hat Ihnen dieses Buch weitergeholfen? Für Anregungen, Kritik, aber auch für Lob sind wir offen.
So können wir in Zukunft noch besser auf Ihre Wünsche eingehen.
Schreiben Sie uns, denn Ihre Meinung zählt!

Ihr TRIAS Verlag

https://kundenservice.thieme.de | Lektorat TRIAS Verlag, Postfach 30 05 04, 70445 Stuttgart

/trias.tut.mir.gut /mama.mag.trias /trias_verlag /triasverlag www.trias-verlag.de/newsletter

Die Autorin

Claire Eastham ist selbst Betroffene und berichtet mit viel Humor über ihre sozialen Ängste auf ihrem erfolgreichen Blog »We're All Mad Here« (www.allmadhere.co.uk). Außerdem hat sie einen YouTube-Channel gestartet, auf dem sie über Ängste spricht und Selbsthilfetechniken vorstellt. Sie wohnt und arbeitet in London, GB.

Inhalt

Vorwort

Immer dann, wenn meine psychische Erkrankung besonders akut wurde, begann ich, Bücherregale zu durchforsten. Meine Hoffnung war, dabei auf etwas zu stoßen, das mir half, das, was ich gerade durchmachte, wenigstens in Ansätzen zu verstehen. Stattdessen fand ich eine wahrhafte Lawine an extrem triggerndem, lehrhaftem oder selbstmitleidigem Zeug, das mich, statt mir im Hinblick auf meine Genesung ein wenig Hoffnung zu verleihen, nur noch depressiver und verzweifelter werden ließ.

In meiner Not zog ich das Internet zurate. Dort stolperte ich über Foren, in denen die User hauptsächlich darum konkurrierten, wer die »schlimmste« psychische Erkrankung habe und sich exklusive »Clubs« bildeten, in denen die übelsten Bewältigungsmechanismen geteilt wurden. Ich war außerdem endlosen widersprüchlichen Tipps in Bezug auf Medikamente, die »besten« Therapien und abstoßenden trollmäßigen Presseausschnitten ausgesetzt, die meine Erkrankung als ein eingebildetes Phänomen, als »aufmerksamkeitsheischend« und eine »Kränkung« all der Menschen beschrieben, die »echte« Probleme wie Krebs hätten. (Es wird mir eine Lehre sein, die Website der *Daily Mail* angeklickt zu haben.)

Was ich mir in dieser Zeit wünschte, war eine vertrauenswürdige Quelle. Ich brauchte jemanden, der den Ernst meines (sehr realen) Zustands verstand, mir gleichzeitig aber auch versichern konnte, dass ich wieder gesund werden könnte. Ich brauchte praktischen Rat, der mir dabei half, den medizinischen Fachjargon und die vollmundigen »Heilungsversprechen« zu entwirren – Rat, der nicht von bestimmten Therapieanbietern oder Pharmafirmen gesponsert wurde und berücksichtigte, dass es keine magische Lösung gibt, die für jeden funktioniert.

Kurz: Alles das, was mir dieses Buch wirklich hätte bieten können.

Hinweis zur Autorin: Claire Easthams Persönlichkeit springt euch aus den Seiten von *Raus aus der Sozialen Angst* förmlich entgegen und knuddelt euch euphorisch. Wenn ihr am Ende der Lektüre nicht in sie verliebt seid, dann würden auch wir womöglich nicht miteinander auskommen.

Claire stürmte bei einer Konferenz im Herbst 2015 in mein Leben und bat mich um ein Interview für ihren Blog. Irgendetwas an ihrem Auftreten und ihrer Art, sich auszudrücken, brachte mich zum Lächeln. Ich hielt sie sofort für einen extrem hilfsbereiten und empathischen Menschen, der viel erreicht hat, und willigte ein.

Ein paar Wochen später trafen wir uns zum Mittagessen in South Kensington. Claires spätere Schilderung dieser Begegnung erhebt Selbstironie zu einer Kunstform. In ihrem Blog beschreibt sie ihre Gedankengänge, die sie auf dem Weg zu unserem Tisch hatte (*»Oh mein Gott, du wirst dich zum Narren machen«*). Sie schildert, dass ich *»ohne Zweifel ... einschüchternd«* sei. (Eine Beobachtung, die sowohl beunruhigend als auch irrsinnig witzig ist, wenn man ich ist. Und das bin ich.) Zum Schluss beschreibt sie, wie sie *»fahrig den Salzstreuer umwarf«* und ich *»höflicherweise vorgab, nichts bemerkt zu haben«*.

Ich war noch nie in der Lage, irgendetwas vorzugeben (jeder, der schon mal meinen ungewollt höhnischen Gesichtsausdruck gesehen hat, den ich gegenüber rechten Journalisten von Sky News an den Tag lege, kann das bestätigen). Ich habe schlicht den Salzstreuer-Störfall nicht bemerkt (wie er hier zunächst bezeichnet werden soll). Ich verließ unser gemeinsames Essen lediglich mit der Empfindung dieses eindeutigen, untrüglichen Glühens, das man hat, wenn man einer Person begegnet, die Unglaubliches geschafft hat.

Später, als mein Mann mich fragte, was an dem Tag bei mir so los gewesen sei, beschrieb ich ihm Claire als »witzig, Nordengländerin und alles andere als eine Pfeife«. Das ist, wie ich noch immer denke, eine ziemlich gute Zusammenfassung. (Für mich sind Humor und Nicht-Pfeifentum Grundvoraussetzungen für meine sozialen Bindungen. Aus Nordengland zu stammen, ist ein zusätzlicher Bonus. Nicht jeder, das ist mir klar, kann aus Nordengland stammen. Ich zum Beispiel tue es nicht – und obwohl ich mir darüber bewusst bin, dass das zu meinen substanziellen Charakterfehlern gehört, versuche ich, mich deshalb nicht allzu sehr zu verurteilen.)

Es war die Stimme der akuten Sozialphobie, mit der Claire seit ihrer Jugend zu leben hat, die da am Tag des Salzstreuer-Störfalls aus ihr sprach. Doch ich, die zufällige Beobachterin, hätte das nie bemerkt. Ängste können, während sie so grausam vereinnahmend sind, wenn man darunter leidet, unmöglich von außen erkannt werden. Jede(r), die/den ihr kennt, könnte davon betroffen sein, egal wie selbstsicher oder souverän sie oder er wirken mag. Diese Erkenntnis finde ich sowohl erschütternd als auch seltsam tröstlich.

Während wir hier alle verrückt sein mögen, sind wir doch definitiv nicht allein.

Natasha Devon MBE (Angehörige des Ordens des British Empire)

September 2016

Sozialphobien und ich

Komm schon, du kannst das. Reiß dich zusammen. Du hast die ganze Nacht gerackert, du wirst das schon hinkriegen. Warum sind die immer noch nicht da? Dieser Raum ist einfach zu klein. Oh Gott, es passiert schon wieder. Mein Herz rast und mein Brustkorb schnürt sich zusammen. Warum lassen sich meine Arme nicht ganz normal bewegen? Ich werde keinen Ton rauskriegen. Ich werde bestimmt ohnmächtig. Ich werde mich zur Idiotin machen. Ich muss sofort hier raus.

Das war an dem Tag, an dem ich aus einem Bewerbungsgespräch für einen Job ging, den ich wirklich haben wollte, und zwar ein paar Minuten, bevor es begann. Ich hatte (wie ich heute weiß) eine Panikattacke – die schlimmste meines Lebens.

Ich sage zwar »ging«, aber es war eher ein hektisches Rennen. Ich schrie der verblüfften Personalerin ins Gesicht, ich hätte einen »Norovirus und muss unverzüglich gehen!« Keine schlechte Rede aus dem Stegreif, wenn man bedenkt, dass mein Gehirn sich in seine Einzelteile aufgelöst hatte. Ich glaube auch, dass ich niemals zuvor den Begriff »unverzüglich« verwendet habe … oder danach. Es scheint, als verfiele ich in dramatischen Situationen in eine Art Jane-Austen-Modus.

War dieses Ereignis ein Schock? Nein. Ich wusste schon, bevor ich hineinging, dass etwas Schreckliches passieren würde. Ich wusste es beim Aufstehen, bei der Fahrt zur Arbeit und beim Kaffeetrinken. Das Grauen war immer da und ich wusste es, aber ich wollte es nicht wahrhaben. Ich konnte es nicht.

In den nächsten zwei Wochen war alles wie im Nebel und von Hysterie, emotionalen Ausrastern und ständiger Panik erfüllt, was mir rationales Denken unmöglich machte. Was war mit mir geschehen?

Der Begriff »Angststörung« fiel das erste Mal, als ich 14 war, obwohl ich persönlich denke, dass ich sie bereits schon viel früher hatte. Als Kind graute mir vor großen Familientreffen. Ich hing dann am liebsten mit meiner Oma in der Küche herum. Sie trank Wein, qualmte eine

Zigarette nach der anderen und erzählte mir Geschichten. Ehrlich gesagt hat sich auf diesem Gebiet nicht besonders viel geändert, mit dem einen Unterschied, dass ich ihr jetzt beim Trinken Gesellschaft leisten kann!

In der weiterführenden Schule hatte ich sehr zu kämpfen und lief sofort dunkelrot an, wenn ich von jemandem angesprochen wurde. Meistens vermied ich die Zusammenarbeit mit anderen und befürchtete ständig, im Unterricht aufgerufen zu werden. Stellt euch mich wie einen Rauchmelder vor, der darauf präpariert ist, beim winzigsten Anzeichen von Gefahr Alarm zu schlagen.

Einmal lasen wir im Englischunterricht zusammen in der Klasse *Macbeth* und jeder musste eine Szene laut vorlesen. Eine nette Aktion, die alle miteinbezieht, oder? Falsch, es war meine persönliche Vorstellung von Folter! Da es nach dem Alphabet ging, wusste ich schon, wann ich dran sein würde. Deshalb bekam ich in der ersten Hälfte der Unterrichtsstunde kein Wort mit, weil ich viel zu sehr damit beschäftigt war, durchzudrehen. Obwohl ich des Lesens absolut mächtig war, konnte ich, wenn ich an der Reihe war, nicht ordentlich sprechen. Wenn ich dann so schnell ich konnte über die Worte holperte, war die Stille im Raum ohrenbetäubend. Es war furchtbar quälend und ich war davon überzeugt, dass jeder über mich lachte. Ich habe bis heute keine Ahnung, um was es in *Macbeth* geht.

In genauso mieser Erinnerung sind mir die Rollenspiele, die wir bei unserer Französischlehrerin machen mussten. Dabei wurde eine Schülerin oder ein Schüler nach dem Zufallsprinzip ausgewählt, die oder der nach vorne kommen musste, um sich mit ihren oder seinen Französischkenntnissen »hervorzutun«. Warum denken Lehrkräfte eigentlich immer, dass sowas Spaß macht? Es ist kein Spaß! Die meisten Teenager finden das im besten Falle peinlich und im schlimmsten unerträglich. Das Furchtbarste war für mich, nicht zu wissen, ob ich gewählt würde. Sobald die Lehrerin die Klasse mit ihren Augen scannte, hielt ich den Atem an und verspannte mich total. Gedanken wie »Wenn sie mich aussucht, dann sterbe ich« kreisten mir durch den Kopf. Das eine Mal, als sie mich wählte, konnte ich mit Müh und Not meinen Namen sagen und drehte im Bewusstsein durch, dass alle Augen auf mir ruhten, und meine Stimme zitterte schrecklich. Warum konnte ich mich nicht wie alle anderen Kinder damit abfinden?

Um diese Zeit herum wurde mir klar, dass ich ein paar psychische Probleme entwickelte. Also tat ich, was jede und jeder empfindsame Jugendliche täte: Ich ignorierte sie (weil es immer funktioniert, ein Problem zu ignorieren, stimmt's?). Ich dachte, das sei die beste Methode, mit meinen Problemen umzugehen – eben indem ich mich weigerte, dass sie die Kontrolle in meinem Leben übernahmen. So schwer es auch war, so ließ ich doch nicht zu, dass sie mich daran hinderten, Freundschaften zu schließen, meine Prüfungen abzulegen, zu studieren, meinen Abschluss zu machen und einen Job anzunehmen. Es war etwas, was ich einfach durchstand. (Während meines Studiums war ich der Überzeugung, dass Alkohol gut half, aber dazu später mehr.)

Als es darum ging, mich für einen Beruf zu entscheiden, wurde mir plötzlich klar, dass der Besitz eines Ladens nicht annähernd so spaßig ist wie die Kaufmannsladenspiele, die ich als Kind mit meinem Bruder so mochte. Meine Liebe zu Büchern führte mich in Richtung Verlagswesen und ich war bereit, für dieses Ziel hart zu arbeiten. Ehrlicherweise ist es für ein Mädchen aus der Arbeiterklasse, das nicht aus London stammt, nicht gerade einfach, einen Job in einem Verlag oder in den Medien zu ergattern. Es wird Erfahrung verlangt, die nicht leicht zu erlangen ist, wenn man 300 Meilen entfernt wohnt. Also machte ich einen Masterabschluss in Verlagswesen und begann dann in einem bekannten Verlagshaus ein einmonatiges Praktikum. Es war seltsam, so lange von zu Hause weg zu sein, aber ich freute mich über diese Gelegenheit. Während meines Praktikums wohnte ich in einem Hostel, das von zugedröhnten Backpackern und äußerst selbstbewussten nackten deutschen Frauen frequentiert wurde. (»Wäre es zu viel verlangt, wenn ich Sie darum bäte, sich ab sieben Uhr morgens etwas überzuziehen?« Anscheinend schon.) Es war ein abweisender, schäbiger Ort, doch ein Hotel konnte ich mir nicht leisten. Sagen wir mal so: Ich weinte sehr viel in diesen Wochen! Nichtsdestotrotz war das Praktikum für mich eine sehr positive Erfahrung, für die sich das Wohnarrangement gelohnt hatte. Die Arbeit machte mir Spaß und die

Atmosphäre war leidenschaftlich und elektrisierend. Es bestätigte mich darin, dass der Verlagsbereich das Berufsfeld war, in das ich einsteigen wollte.

Aus diesem Grund konnte ich es vor Freude kaum fassen, als mir ein paar Monate später im selben Verlagshaus ein Vollzeitjob angeboten wurde. An einem sonnigen Tag im März zog ich dann von Bolton nach London. Kannte ich dort jemanden? Nein. Hatte ich vorher schon viel Zeit in London verbracht? Nicht so richtig. Fühlte ich mich dabei wohl, aus dem wohlbehüteten Nest zu ziehen, um mir für 680 Pfund im Monat ein Haus mit zwei völlig Fremden zu teilen? Sch**ße nein! Hört mir bloß mit den Londoner Preisen auf! Echt, lasst es. »Kriegsneurose« würde es nicht mal annähernd beschreiben.

Damals sagten mir die Leute, für wie mutig und furchtlos sie das hielten, aber ich selber empfand das überhaupt nicht so. Warum nicht? Ganz einfach: Ich verweigerte mich völlig der Tragweite meiner Entscheidung. Es war zu viel zu verarbeiten, also sprang ich an der tiefsten Stelle kopfüber rein und paddelte wie wild.

Es begann zunächst ziemlich gut. Meine Mitbewohnerinnen waren nett, ich machte mich mit dem U-Bahn-System vertraut (für alle Fälle) und holte mir jeden Tag auf dem Weg zur Arbeit einen Kaffee bei Starbucks, genauso wie im Film (für ein Kleinstadtmädchen war das das Coolste überhaupt). Ich hatte sogar sechs Wochen nach meiner Ankunft schon einen Freund – jemanden, der überhaupt nichts über meine Vergangenheit wusste (und ich hatte auch vor, es dabei zu belassen).

Offiziell lebte ich einen Traum! Die schlimmen Zeiten lagen hinter mir und ich war nun ein neuer Mensch … oder?

Sechs Monate nach meiner Ankunft begann ich, einige Veränderungen in mir selbst festzustellen. An vier von fünf Arbeitstagen war ich unglücklich, reizbar und lethargisch. Die Abteilung, in der ich zu dieser Zeit arbeitete, war voll mit lauten, dominanten Menschen, wodurch ich mich unbehaglich fühlte und angespannt war. Eine extrovertierte Persönlichkeit tut sich hervor, um bemerkt zu werden, wogegen ich mehr zu den introvertierten gehöre (nicht mit Schüchternheit zu verwechseln!). Es gab so viele Publikumsveranstaltungen, bei denen meine Anwesenheit erwartet wurde, und ich fürchtete sie wie diese Familientreffen. Doch diesmal gab es keine Oma, die mich retten konnte. Stattdessen war ich auf mich allein gestellt, in einem Meer von hellen Lichtern und fremden Gesichtern.

Langsam wurde ich von dem Gedanken besessen, was die Leute über mich denken mögen und wie ich mich darstellte. Ich wollte mich zwar damit nicht befassen, konnte mich aber nicht zusammenreißen. Ich analysierte sogar, wie ich den Flur entlanglief. Ich entwickelte eine Phobie. Sollte ich die Leute anlächeln? Sollte ich zu Boden schauen? Was? WAS? Mit der Zeit bekam ich Gesichtskrämpfe, wenn jemand an mir vorbeiging! Aufzüge waren ein weiteres Problem: Ich konnte den Gedanken an eine gezwungene Unterhaltung mit Kolleginnen und Kollegen nicht ertragen. Letztlich führte das dazu, dass ich jeden Tag sieben Stockwerke Treppen stieg. Ein prima Training, aber schweißintensiv! Auch die Mitarbeiterküche war ein Minenfeld – nie wusste man, wer dort sein würde. Was, wenn mir überhaupt nichts einfiele, über das ich sprechen könnte? Auch dem ging ich aus dem Weg. Es gab so viel auf der Welt, das man umgehen musste!

Dann begannen die körperlichen Symptome: Erröten, Herzrasen, Atem- und Schlaflosigkeit. Manchmal, wenn ich tatsächlich einmal eingeschlafen war, schreckte ich Stunden später schweißbedeckt und nach Luft schnappend hoch. Das schlimmste war das Zittern. Zuweilen zitterten meine Hände so stark, dass ich Angst davor hatte, meinen Kolleginnen und Kollegen irgendwelche Unterlagen zu reichen, weil ich befürchtete, sie könnten es bemerken.

Letztlich fragte ich mich selbst tränenüberströmt, ob ich noch glücklich sei. Warum konnte ich mich auf nichts mehr konzentrieren? Was war mit mir nicht in Ordnung? Warum konnte ich nicht einmal in meinem Leben ganz normal sein?

Habe ich mit irgendjemandem darüber geredet? Natürlich nicht. Ich war ein mutiges Mädchen, das seinen Traum lebte! Die Vorstellung, zuzugeben, dass ich litt, erfüllte mich mit Scham. Es war besser, weiterzuheucheln.

Im Rückblick ist offensichtlich, dass all diese »nagenden« Gedanken den Weg für die Panikattacken ebneten, die ich letztlich entwickelte. Der ständige Kampf gegen meine Ängste setzte mein Gehirn und meinen Körper unter einen immensen Druck, dem sie letztlich nicht mehr standhalten konnten. Dorthin hatte ich mich selbst nach zehn Jahren gebracht.

Nach der Vorstellungsgesprächskatastrophe oder dem »Vorstellungsgesprächstrauma« hatte ich etwas, was man Nervenzusammenbruch nennt, und war für einen Monat krankgeschrieben. Zuerst war ich am Boden zerstört, da ich meinen Zustand immer geheim gehalten hatte. Mit der Zeit verstand ich aber, dass es genau das Richtige war. Ich brauchte Zeit, um zu genesen.

Ich hatte Zeit meines Lebens mit diesem Problem gekämpft und versucht, es zu verstecken, doch nun war es unübersehbar schwarz auf weiß auf dem ärztlichen Attest zu lesen: akute Sozialphobie. Auf gewisse Weise war ich erleichtert, denn »es« hatte endlich einen Namen, doch auf der anderen Seite war ich auch verängstigt, weil ich nicht wusste, was ich dagegen tun konnte. Ich wusste noch nicht einmal, wo ich beginnen sollte. Ich war davon überzeugt, alles zu verlieren, wofür ich so hart gearbeitet hatte. Und das Schlimmste: Ich würde meinen Freund verlieren, Dan.

Was geschah als nächstes? Tja, ich will ehrlich sein: Eine Zeit lang war es wirklich, wirklich, wirklich übel. Man kann den Wert eines zehnjährigen Schadens nicht in ein paar Tagen heilen. Rom wurde auch nicht an einem Tag erbaut.

Trotzdem, das Wichtigste ist, herauszustellen, dass ich *genesen bin* und dass das Mädchen, das einst kaum zu einer Konversation in der Lage war, ohne zu zittern und rot zu werden, heute Vorträge vor Hunderten von Menschen halten kann. Versteht mich nicht falsch, es entspricht noch immer nicht meiner Vorstellung von Vergnügen, doch ich bekomme es selbstbewusst hin. Unglaublich, oder? Manchmal kann ich es selbst kaum glauben. Doch ich kann euch versichern, dass es stimmt und ich bin keinesfalls einer Sekte beigetreten.

Ich setzte mich mit meinen Problemen auseinander, arbeitete hart daran und ließ nicht nach. War es einfach? Nein. Wollte ich manchmal aufgeben? Ja. Doch ich hab's geschafft.

Hier kommt mein erster Ratschlag, der sehr wichtig ist: *Ihr müsst akzeptieren, dass ihr eine psychische Störung habt.* Ihr könnt euch nicht heilen, wenn ihr das nicht akzeptiert, es ist einfach so. Macht euch das zu eigen.

Entlang meines steinigen Wegs der Genesung klaubte ich ein paar Tipps und Tricks auf, die meiner Meinung nach *wirklich funktionieren*. Ich möchte sie zusammen mit vielen persönlichen Erfahrungen (dafür schon vorab eine Entschuldigung, ihr könnt sie jederzeit überspringen) in diesem Buch gerne mit euch teilen.

Die Techniken, die ich empfehle, sind einfach und für jeden durchführbar. Ich bin kein Fan von irgendetwas, das hundert Pfund pro Sitzung kostet, oder von Aktivitäten, bei denen gesungen werden muss. (Das habe ich ausprobiert und mich dabei wie eine Idiotin gefühlt.)

Mit dem Schreiben meines Blogs – *We're all mad here* – begann ich im Jahr 2014. Es war teilweise aus therapeutischen Gründen und teilweise, weil ich anderen dabei helfen wollte zu realisieren, dass Angst weiter verbreitet ist als man denkt.

Fürs Protokoll: Ich bin weder Ärztin noch Psychologin. Ich bin eine ganz normale Frau, die eine Menge Erfahrung damit hat, Angst zu haben und in den meisten Fällen auszurasten. Ich möchte gerne das, was ich selbst gelernt habe, auf ehrliche und unkomplizierte Weise weitergeben. Es wird kein medizinischer Fachbegriff ohne eine simple Erläuterung auftauchen.

Sozialphobie ist eine sehr gut behandelbare Beschwerde – eine, für die ihr euch nicht schämen oder mit der ihr euch ganz alleine auseinandersetzen müsstet. Ich bin ganz bei euch.

Ich hoffe, dass ihr, wenn ihr dieses Buch gelesen habt, bereit dazu sein werdet, zu akzeptieren, wer ihr seid und darauf vertraut, dass die Dinge besser werden (können).

Gibt es noch etwas, was ihr wissen müsst? Nun ... ich schreibe nicht gerne wie eine Akademikerin und ich fluche gerne. Und zwar viel! Ich habe euch gewarnt.

Kapitel 1 – Was zur Hölle ist das und warum muss mir das passieren?

Wie kann man wieder gesund werden, wenn man noch nicht einmal versteht, womit man es zu tun hat? Das ist eine einfache Frage und wenn sich diese Logik auf körperliche Gesundheit beziehen kann, warum sollte sich das bei psychischer anders verhalten?

Wenn die Ursache der Erkrankung identifiziert ist, wird das beängstigende und verwirrende Element damit beseitigt. Die Frage »Warum geht es mir so« verdient eine Antwort. Wenn ihr Rückenschmerzen habt, wollt ihr wissen warum, oder? Antworten wie »Es ist alles eine Kopfsache« oder »Du musst es nur versuchen und dich entspannen« sind kein bisschen hilfreich. Um diese Frage in Bezug auf Angststörungen beantworten zu können, werde ich ein wenig zum menschlichen Gehirn und seiner Funktionsweise erklären. Das ist das bei weitem komplexeste Kapitel in diesem Buch, doch wenn ihr euch durchkämpft – das verspreche ich euch –, werdet ihr mit einem besseren Verständnis zu psychischer Gesundheit gewappnet sein.

Als ich meinen Zusammenbruch hatte, stellte ich mir sofort folgende Fragen:

- Was ist Soziale Angst?
- Warum passiert mir das?
- Wie kriege ich das wieder weg?

Ich habe keinen Schimmer, wieviel Zeit ich damit verschwendet habe, »Sozialphobie« und »Soziale Angst« bei Google einzutippen, immer und immer wieder nach Antworten suchend. Lasst es mich also klären ...

Was ist eine Sozialphobie?

Medizinische Definition: Mit sozialen Situationen verbundene Angst oder Phobie.

Claire-Definition: Schon bei der Vorstellung von geselligen Anlässen oder davon, im Mittelpunkt zu stehen, werdet ihr krank vor Grauen. Ihr seid davon überzeugt, euch selbst zu Idiotinnen oder Idioten zu machen und dass jeder der Anwesenden das bemerken und verurteilen wird. Kein noch so großer Zuspruch durch geliebte Personen wird daran etwas ändern – tatsächlich verschlimmert er es sogar häufig.

Zu den verbreiteten Symptomen gehören:

- Erröten – manchmal völlig grundlos,
- Zittern,
- Schwitzen,
- Übelkeit,
- trockener Mund,
- angespannte Muskulatur,
- Stottern oder Nuscheln,
- Benommenheit,
- ständiger Harndrang.

Als Teenager lief ich dunkelrot an, wenn jemand nur meinen Namen sagte! Stellt euch folgende Szene vor:

Lehrerin: Claire, deine Hausaufgabe diese Woche war wirklich gut.

Ich: (werde rot wie eine wütende Tomate) Danke.

Lehrerin: (schaut verwirrt) Geht's dir gut, Claire?

Ich: (laufe violett an) Ja, mir geht's gut, Frau XY, mir ist nur ein bisschen heiß. (Denke: »Oh mein Gott, ich schäme mich so, dass ich sterben könnte: Warum bin ich bloß so verkorkst?«)

Vor einer Party oder vor dem Ausgehen musste ich häufiger pinkeln als ein Welpe beim Stubenrein-Training. Alle fünf Minuten wird mein Rekord gewesen sein. Einmal musste ich vor einem Bewerbungsgespräch (nicht in meinem Lieblingsthemengebiet) innerhalb von zehn Minuten dreimal die Toilette am Empfang aufsuchen. Nach dem dritten Mal ging ich zum Empfangstresen und sagte: »Keine Sorge, ich habe nicht gekokst und auch keine Diarrhoe!« Die Rezeptionsdame lachte nicht (die Leute lachen selten über meine Witze), wahrscheinlich hatte sie es noch nicht einmal mitbekommen und dachte deswegen, ich sei eine Irre.

Mit der Zeit machten mich die körperlichen Symptome, die während so einer Situation auftraten, nervöser als der Anlass selbst. Das nenne mal einer Ironie! Zum Beispiel: »Oh Gott, heute habe ich ein Meeting und weiß genau, dass ich erröten werde.« Das würde natürlich so einen Errötungsanfall fördern. So etwas nennt sich Teufelskreis!

Die verbreiteten psychischen und emotionalen Symptome umfassen:

- Negative Gedanken wie »Jede(r) wird mich für eine Idiotin/einen Loser/langweilig halten« oder »Ich bin so hässlich, niemand wird mich attraktiv finden.« Ich persönlich überzeuge mich selbst davon, dass wirklich niemand mit mir reden möchte – sie tun es nur aus Mitleid.
- Eine überwältigende Angst, sich zu blamieren.
- Das übermäßige Analysieren zurückliegender Situationen auf krankhaftem Niveau. Zum Beispiel: »Andrew hat mich vorhin so seltsam angesehen. Ich glaube, er mag mich nicht. Vielleicht habe ich etwas getan, was ihn verärgert hat?« Oder: »Warum zum Teufel habe ich das gesagt? Sie müssen denken, dass ich eine Vollidiotin/ein Vollidiot bin.« Ihr rekapituliert jedes kleinste Detail wie eine Privatdetektivin – ich verbrachte einmal einen halben Tag damit, ein Gespräch immer wieder in meinem Kopf abzuspulen.
- Die Besessenheit davon, wie man körperlich wahrgenommen wird, die über dem eigenen Wohlfühlen steht. Ihr analysiert sämtliche eurer Handlungen und Verhaltensweisen. Ich machte üblicherweise einen Bodyscan: Schwitze ich? Zittern meine Hände? Sehe ich auch freundlich und entspannt aus? Stelle ich die richtigen Fragen?
- Extrem schlechte Vorhersagen über zukünftige Ereignisse machen. Zum Beispiel: »Die Party wird furchtbar sein. Ich werde zu schwitzen beginnen und jeder wird es mitbekommen. Ich werde mich entschuldigen und verschwinden müssen und mich dann vor einen

Doppeldeckerbus werfen oder aus dem Fenster springen.« (Seht ihr, das meine ich mit »extrem«.)

- Selbsthass und -kritik. Manchmal schnauzte ich mich tatsächlich in der Mitarbeitertoilette (natürlich alleine) selbst an. »Du dumme Kuh, wieso kannst du dich nicht wie ein normaler Mensch verhalten?« Sehr ermutigende, aufmunternde Worte, oder? Vielleicht zur Unterstreichung noch ein Schlag ins Gesicht gefällig?
- Sich unsicher, beschämt und unglücklich fühlen.

Kurz gesagt: Sozialphobie heißt, sich darüber übermäßig bewusst zu sein, wie man von anderen wahrgenommen wird und eine übermächtige Angst davor zu haben, wie eine Idiotin oder ein Idiot dazustehen.

Warum passiert mir das?

Eine weitere klassische und selbstverständliche Frage ist: »Warum trifft es mich?«

Manche Menschen können sich an ein Ereignis erinnern, das ihre Angst triggert – ein traumatisches Erlebnis, das tiefe Wunden hinterließ. Andere (wie ich) haben keine Ahnung, was der Auslöser sein könnte. Ich wurde in ein stabiles und glückliches Zuhause geboren. Wir waren nicht reich, aber wir kamen gut zurecht. Ich habe einen festen Freundeskreis und das Glück, körperlich gesund zu sein. Was ist also das Problem? Ich weiß es nicht – warum ist die Banane krumm?

Ich persönlich denke, dass ich einfach mit einem überaktiven Nervensystem geboren wurde, was sich während meines Wachstums noch verstärkte und mehr dem Leben ausgesetzt war. Ich denke auch, dass man guten Gewissens behaupten kann, ich sei immer ein sensibler Mensch gewesen. Mir fallen gleich ein paar klassische Beispiele ein:

- Als ich herausfand, dass es keinen Weihnachtsmann gibt, war ich so verstört, dass ich mich melodramatisch ins Bett warf. Es kam mir vor, als sei ein Familienmitglied gestorben und ich heulte Rotz und Wasser in mein Kissen. (Für diese Art der Reaktion war ich definitiv schon zu alt.) Mein Bruder dagegen fand es eines Heiligabends heraus, als er meinen Vater dabei entdeckte, wie er gerade dessen neues Fahrrad die Treppe herunterschob. Mein Bruder sah das völlig locker und ging wieder schlafen.

- Als ich herausfand, dass Stephen Gately (von Boyzone) schwul ist, konnte ich einen Tag nicht zur Schule gehen. Ich war zwar erst sieben, aber ich wusste, dass er derjenige war, den ich heiraten wollte.
- Ich versteckte mich eine halbe Stunde hinter einem Baum, um mich vor der Geburtstagsparty einer Freundin zu drücken. Schließlich entdeckte mich ihre Mutter. Blöde Kuh.
- Drei Monate lang schlief ich mit einem Schal um den Hals, weil ich mich vor Vampiren fürchtete. Nur blöd, dass Sommer war.
- Der Film *Unten am Fluss* (engl. *Watership down*) traumatisierte mich für ... lasst mich nachdenken ... die letzten 15 Jahre! Kaninchen sollten sich einfach nicht so verhalten. Warum sind sie bloß so verdammt sauer?

Aber ich schweife ab. Worauf ich hinauswill ist, dass ich keine Zeit damit verschwenden möchte, den exakten Zeitpunkt des Beginns meiner Angst zu bestimmen. Studien lassen vermuten, dass eine Veranlagung zu Angststörungen, wie bei vielen Erkrankungen, erblich ist. Doch meiner Meinung nach hat es keinen Zweck, jemanden aus der Familie zu beschuldigen. Es hilft überhaupt nicht.

Die Evolution des Gehirns

Um die Entwicklung von Ängsten insgesamt zu erklären, muss ich die Sache auf das Wesentliche reduzieren (auf die Anfänge der Menschheitsentwicklung und die Entwicklung des Gehirns!). Nehmen wir mal das klassische Beispiel und stellen uns einen Höhlenmenschen vor, komplett mit schickem Lendenschurz, zotteligem Haar und mit einer dieser Keulen, wie in den Cartoons. Können wir uns vorstellen, dass dieser Höhlenmensch seine Nächte damit verbringt, sich zu sorgen, was die anderen Höhlenmenschen wohl über ihn denken mögen? Dachte er, bevor er schlafen ging, »Oh Gott, hoffentlich treffe ich morgen früh am Wasserloch nicht auf George – ich weiß nie, was ich mit ihm reden soll. Ich wette, er hält mich für total langweilig«? Ich bin zwar keine Historikerin, aber ich bezweifle es. Seine Gedanken hatten vielleicht mehr mit Säbelzahntigern, der Nahrungssuche und dem Feuermachen zu tun.

Was ist also geschehen? Warum hat sich diese einfache Daseinsweise so verändert? Nun, nach dem amerikanischen Mediziner Paul MacLean (1990) hat der Mensch drei Gehirne:

- das Zwischen- oder Säugetierhirn (hauptsächlich der emotionale Teil oder das Unterbewusstsein),
- das Stamm- oder Reptilienhirn (Hauptantrieb für den Körper) und
- das Groß- oder Endhirn (der rationale, denkende Teil).

MacLean ist der Ansicht, dass diese drei Gehirne aufeinander aufbauen, wobei das Großhirn das jüngste und damit auch anfälligste ist. Wir Menschen gehen gerne davon aus, unsere Emotionen kontrollieren zu können – »Geist triumphiert über Materie«, oder? Doch in Wirklichkeit ist das Säugetiergehirn der stärkste unserer Gehirnteile. (Verdammt!) Das ist theoretisch auch in Ordnung, nur dass sich unser älteres und emotionales Gehirn mit den grundlegenden Dingen beschäftigt:

- Liebe (Menschen sind soziale Wesen, wir verlangen nach Zuneigung und Akzeptanz durch andere),
- Sex (Fortpflanzung),
- Gefahr (wir wollen nicht sterben oder unter Verletzungen leiden).

Wenn einer der obigen Punkte in einer Situation stark präsent ist, dann übernimmt das emotionale Gehirn und das rationale Gehirn hat keine Chance mehr.

Überlegt mal: Habt ihr schon mal euren Ex-Partner oder eure Ex-Partnerin angeschrieben, obwohl ihr *ganz genau wusstet*, dass das keine gute Idee ist? Noch während des Tippens war euch klar, dass es ein Fehler ist, aber ihr konntet nicht aufhören. Oder habt ihr euch schon mal in eine Auseinandersetzung mit einer Kollegin reingesteigert, obwohl es um keine große Sache ging? Obwohl ihr genau wusstet, dass ihr es einfach auf sich beruhen lassen könntet? Aber ihr konntet nicht, weil sie in diesem Meeting über euch gesprochen hat und euch wie eine Idiotin hat dastehen lassen. Dumme Kuh! (Ganz offensichtlich bin ich noch lange nicht darüber hinweg.)

Ich will auf Folgendes hinaus: Wir kritisieren uns selbst für unsere Willensschwachheit. Ich sagte gerne Dinge wie »Ich bin psychisch labil« oder fragte mich »Warum kann ich nicht normal sein?« Dennoch saß mein emotionales Gehirn auf dem Führersitz, sodass es kontraproduktiv war, mich selbst fertigzumachen. Würdet ihr euch selbst anschnauzen, weil ihr einen gebrochenen Arm habt? So zum Beispiel: »Meine Güte, du bist so ein Loser. Ich fasse es nicht, dass der Sturz die Treppe runter dir den Arm gebrochen hat. Du solltest dich was schämen!« oder »Ich kann nicht glauben, dass du Kopfschmerzen hast, das ist echt peinlich. Du solltest unters Bett kriechen und nie wieder rauskommen.« Natürlich würdet ihr das verflixt noch mal nicht machen, weil es nicht eure Schuld ist!

Menschen werden von Gefühlen gesteuert, *nicht* von Logik oder dem gesunden Menschenverstand. Die durch die besagten Gefühle getriggerten körperlichen Reaktionen waren unsere beste Überlebensstrategie und sind es noch. Vielleicht habt ihr schon mal vom Kampf-oder-Flucht-Reflex gehört? Der Befehlshaber dieser automatischen Reaktion heißt Amygdala. (Ich persönlich würde ihn den »Rauchmelder« oder »böse Vorausahnung« nennen, doch irgendjemand dachte offensichtlich, dass Amygdala die bessere Wahl ist.) Seid ihr schon mal fast eine Treppe runtergestürzt, doch eure Hand griff in letzter Sekunde blitzschnell nach dem Geländer? Ihr musstet nicht darüber nachdenken – es passierte einfach. Das war die Amygdala, die ihren Job gemacht hat. Ihr einziger Zweck ist es, euch am Leben zu halten. Wie sie das macht? Nun, sie nimmt potenziell gefährliche Situationen wahr und überflutet den Körper mit Adrenalin (Energie), um die Reaktionszeit und -intensität zu erhöhen. Adrenalin ist das natürliche Superserum des Körpers. (Fürs Protokoll: Meine Amygdala ist verdammt aktiv. Manchmal springe ich vor Schreck auf, wenn eine Tür geschlossen wird. In einer apokalyptischen Situation wäre ich echt fantastisch!)

Aus Sicht eines Höhlenmenschen war dieser Zustand einfach hervorragend. Alles war dadurch sehr einfach: Gefahren zu vermeiden, eine

Partnerin oder einen Partner zu finden und sich anderen Höhlenmenschen anzuschließen. In dieser Zeit half es beim Überleben, negativ zu sein – wenn sich das Gehirn bei einer Sache nicht sicher ist, nimmt es automatisch das Schlechteste an und begibt sich in den Selbsterhaltungsmodus. Es hat außerdem einen exzellenten Erinnerungs-Datenspeicher. Beispielsweise: »Kürzlich hat uns ein Löwe angegriffen, also kommt der Löwe auf meine Gefahrenliste.« Klingt hervorragend, oder?

Unglücklicherweise wurden die Säbelzahntiger durch aggressive Manager ersetzt und der Ort, an dem man Freundschaften schließen kann, hat sich vom Lagerfeuer zur Schule oder zum Arbeitsplatz verlagert, wo meistens nur die Coolsten überleben. Der Prozess ist überkompliziert geworden. Die Welt verändert sich schneller, als sich unser Gehirn entwickeln kann und das emotionale Gehirn ist nicht entsprechend ausgestattet, um damit zurechtzukommen. Die Amygdala kann keine passende Reaktion darauf finden. Denkt darüber nach: Ihr könnt weder aus einem Meeting davonrennen noch eurem Boss eins mit der Keule über den Schädel ziehen.

Polizist: Wiederholen Sie noch einmal, warum Sie Ihrem Vorgesetzten mit dem Baseballschläger ins Gesicht geschlagen haben.

Ich: Weil er mich darum bat, im Meeting etwas zu sagen.

Vielleicht habt ihr auf einer Party eine schlechte Erfahrung gemacht, für die ihr euch schämt. Die exorbitante Amygdala könnte daher beschließen, Partys auf die Gefahrenliste zu setzen, zusammen mit den Löwen. Es ist eine automatische Reaktion. Warum passiert euch sowas? Ganz einfach, weil ihr ein starkes Säugetierhirn habt, was nicht eure Schuld ist. Wenn ihr dieses Prinzip akzeptieren könnt und mehr Geduld mit euch selber habt, dann habt ihr eine gute Basis, um in den Genesungsprozess einzusteigen.

Gehirnchemie

Wenn ihr schon mal wegen eurer Ängste einen Arzt aufgesucht habt, dann könntet ihr bereits Begriffe wie »Serotonin« und »Serotonin-Wiederaufnahmehemmer« (selective serotonin reuptake inhibitors, SSRIs) und »Cortisol« gehört haben. Stellt euch folgende Szene vor:

Ärztin: Sie haben nicht genug Serotonin im Körper.

Ich: Oh Gott, was ist das? Das klingt ja schrecklich! Werde ich jetzt sterben?

Ärztin: Nein. Serotonin ist eine Verbindung, die in Blutplättchen und im Blutserum vorkommt. Es verengt die Adern und dient als Transmitter.

Ich: Was ist ein verdammter Transmitter?

Ärztin: Eine chemische Substanz, die durch einen Nervenimpuls an den Enden der Nervenbahnen ausgeschüttet wird und die Weiterleitung des Impulses zu einem anderen Nerv, einem Muskel oder einer anderen Struktur auslöst, indem sie durch die Synapse oder die Verbindung diffundiert.

Ich: Äh … sagen Sie mal: Wollen Sie mich verarschen oder sind Sie ein Roboter? (Das sagte ich nicht laut, aber ich dachte es wirklich.)

Es hat mich Wochen und *viel* Internetrecherche gekostet, um ganz zu verstehen, was die Ärztin gesagt hatte. Um das Ganze zu vereinfachen, werde ich hier die folgenden Definitionen verwenden:

- **Serotonin** ist das Gelassenheits- oder Glückshormon. Wenn der Arzt/die Ärztin von Neurotransmittern spricht, dann meint er/sie die Postbotin oder den Postboten, die oder der Signale von den Nerven zum Gehirn transportiert. Es ist eine lebensnotwendige chemische Verbindung, die das Gehirn in seinen Funktionen unterstützt und Stimmung und Gefühle stabil hält. Im Grunde ist es ein Glückbote, der unsere Stresslevel im Gehirn ins Gleichgewicht bringt. Das ist alles, was ihr wissen müsst.

- **Cortisol** ist das Stresshormon. Es steht in direktem Zusammenhang mit Adrenalin und hilft uns Menschen dabei, in potenziell gefährlichen Situationen schnell zu reagieren. Doch es kann auch unbeabsichtigt in ungefährlichen Situationen von der Amygdala ausgestoßen werden. Wenn ihr spät dran seid und euch kribbelig und hibbelig fühlt, dann ist das sehr wahrscheinlich der Effekt des Cortisols.

In Bezug auf Serotonin habe ich viele Analogien kennengelernt, aber mein Favorit ist der Vergleich mit Benzin oder Diesel. Hat ein Auto nur noch wenig Sprit, wird es Fehlzündungen haben, es wird ruckeln und Mühe haben, vorwärts zu kommen. Genauso wird das Gehirn, wenn es zu wenig Serotonin hat, zwar im Basisbetrieb laufen, doch es wird keine einfache Fahrt und die Dinge werden sich allgemein schwieriger anfühlen.

Jeder hat einen vollen Serotonintank, doch einige haben größere Tanks als andere und manche haben einen höheren Spritverbrauch. Es ist notwendig, den Tank gefüllt zu halten, sodass das Gehirn funktionieren kann. Es ist genauso, wie dafür Sorge zu tragen, den Dieseltank gefüllt zu halten, um zu vermeiden, dass man im schlammigen Feld stecken bleibt, von Kühen und einem äußert ärgerlichen Bullen umringt! (Was mir tatsächlich einmal passiert ist. Mein Vater war nicht sehr begeistert darüber, drei Stunden fahren zu müssen, um mich aufzugabeln.)

Ein Serotoninmangel kann schwere Auswirkungen auf das Nervensystem haben. Er führt zu Fehlfunktionen im Gehirn und zum Ausrasten. (Das Ausrasten ist eine Angst- oder Panikattacke.) Betrachtet es als das natürliche Beruhigungsmittel des Körpers. Wenn ihr Ängste habt, ist es wahrscheinlicher, dass eure Levels ganz unten sind. Wie könnt ihr sie auf ein besseres Niveau bringen? Bleibt dran – Kapitel 2 liefert die Antworten!

Kapitel 2 – Wie kriege ich das weg?

Mit der Beantwortung dieser Frage habe ich Jahre meines Lebens verschwendet. Niemand möchte gerne krank sein. Könnt ihr euch vorstellen, zehn Jahre lang eine Erkältung zu haben? Wir suchen instinktiv nach Heilung, Antworten und Lösungen.

Was ich damit sagen möchte ist nicht das, was ihr hören wollt, aber es ist wichtig. *Ihr könnt eure Ängste nicht zwingen, auf magische Weise zu verschwinden.* Genauso könntet ihr euch wünschen, dass euch euer linkes Ohr abfällt! Es ist ein Teil von *euch* und deshalb verschwindet es nicht einfach. Doch lasst mich euch die gute Nachricht mitteilen, bevor ihr jetzt in ein Loch tiefster Verzweiflung stürzt. Ihr *könnt* es beeinflussen und es gibt Dinge, die ihr tun könnt. Die Sozialphobie mag immer Teil eurer Persönlichkeit sein, aber sie muss nicht die Kontrolle über euer Leben haben oder euch unglücklich machen. Es gibt Behandlungen und eine Menge Tipps und Techniken, die helfen können.

Hier ein paar Dinge, die ihr bedenken solltet, bevor wir fortfahren:

- Es gibt *nichts*, wofür ihr euch schämen müsstet. Ich habe Jahre meines Lebens damit verbracht, wegen meiner Angst verlegen zu sein und mich selbst dafür zu bestrafen, »labil« zu sein. Die Wahrheit ist: Es hat nichts mit eurer Kraft oder eurem Charakter zu tun. Es ist eine Gegebenheit.
- Soziale Ängste sind weit verbreitet. Sie reichen von mild bis akut.
- Es wird nicht über Nacht besser. Seid darauf vorbereitet, hart daran zu arbeiten und euch an Routinen zu gewöhnen.
- Passt auf, dass ihr die Routinen nicht nur ein paar Tage beibehaltet und dann wieder zurückverfallt, indem ihr fernseht und euch im Internet herumtreibt.
- Auch wenn es sehr verlockend ist, online nach Informationen und Unterstützung zu suchen, seid gegenüber Online-Foren (S. 30) misstrauisch.

Online-Foren

Eine kleine Randnotiz zu Online-Foren – *Tut es euch nicht an*. Als ich meine Diagnose erhielt, war ich hungrig nach Informationen und dem Kontakt zu anderen. Es gibt nichts Beängstigenderes, als sich alleine zu fühlen (neben der Befürchtung, jemand könnte sich im Kleiderschrank verstecken, aber du hast einfach nicht die Eier, nachzusehen).

Ich machte in einem emotionalen Moment den Fehler, in Online-Foren zu stöbern. Mein Gott, was für eine schlechte Idee! Da hätte ich genauso gut bei Google eintippen können »Ich würde gerne noch frustrierter über mein Leben sein.« Foren können für Manches sehr hilfreich sein (zum Beispiel für Restaurantbewertungen oder die beste Art, Schmieröl aus einem T-Shirt zu entfernen), aber *nicht* für Gesundheitsratschläge. Es mag sein, dass mir manche widersprechen, aber es ist meine Meinung, die ich ziemlich sicher nicht ändern werde.

Was ist also mein Problem? Der Mangel an Kontext und Reinhaltung. Natürlich ist die freie Meinungsäußerung eine gute Sache, aber sie kann auch verletzend sein, besonders einem fragilen Wesen gegenüber, das sowieso schon denkt, das Leben sei vorbei!

Hier ein erstklassiges Beispiel:

Bei mir begannen die Panikattacken vor drei Jahren. Ich kündigte meinen Job und meine Freundin verließ mich. Ich gehe nie aus dem Haus und ich habe keine Freunde. Die Panikattacken haben mein Leben zerstört und ich wünsche mir manchmal, zu sterben. – Robert, 32 Jahre

Also, so sehr ich auch Roberts Recht zur Äußerung seiner Probleme respektiere, so denke ich doch, dass er sie besser an einen Arzt/einer Ärztin, einen Psychologen/einer Psychologin oder eine Hilfsorganisation gerichtet hätte (siehe hilfreiche Adressen im Anhang, S. 149). Stattdessen wurde diese Aussage für mich im Cyberspace hinterlassen, damit ich sie lesen und sich mein Zustand noch hoffnungsloser anfühlen konnte.

Wenn ich mir heute Roberts Beitrag ansehe, dann stelle ich fest, dass er tatsächlich 18 Monate vorher geschrieben wurde, bevor ich ihn las. Er war also schon veraltet. Wer weiß, was mit Robert geschah? Er könnte die Hilfe bekommen haben, die er brauchte, und nun ein glückliches Leben führen. Doch sein Ausdruck des Elends wird für immer in diesem Forum bleiben und auf weitere Leidende warten, die es lesen. Mir geht es um Folgendes: Foren können für andere unglaublich verstörend sein. Sie sind selten ermutigend und stattdessen vollgepackt mit Geschichten von zerbrochenen Träumen und der Abhängigkeit von starken Medikamenten. Manche legen es sogar auf Vergleiche an – zum Beispiel »Du glaubst, dein Leben sei schlecht? Na, dann hör dir das mal an.«

Der chemische Teil

Medikation

Lasst uns, in Ermangelung eines besseren Ausdrucks, mit dem Medikamenten-Vortrag beginnen. Was die Medikation betrifft, sind die Meinungen geteilt: Die einen sind froh, Medikamente einnehmen zu können, die anderen können schon die Vorstellung nicht ertragen. Ich denke, das liegt an dem Zombie-Image, vor dem es den Leuten so graust – Patienten, die in weißen, hinten offenen Kitteln auf den Krankenhausstationen mit aufgerissenen Augen und offenen Mündern herumwanken (ich kann nicht behaupten, dass mir das jemals untergekommen sei). Das Wichtigste ist, das zu tun, was für euch richtig ist.

Was verschreibungspflichtige Medikamente betrifft, habe ich eine sehr offene Einstellung. Natürlich nehme ich das sehr ernst, aber ich stelle auch fest, dass eine Menge Stigmatisierung damit verbunden ist, was ich überhaupt nicht verstehen kann. Die Leute nehmen die ganze

Zeit Schmerzmittel und Antibiotika, warum sollten dann »Gehirntabletten« etwas sein, was so viel beschämender ist?

Das Wichtigste zuerst: Vereinbart einen Termin bei eurer Ärztin oder eurem Arzt. Sie oder er kann euch Ratschläge geben und, noch wichtiger, euch etwas verschreiben! Ich scherze immer, dass meine Ärztin meine »Dealerin« sei. (Sie lacht nie.)

Hier werde ich jede Medikamentengruppe detailliert und ohne Vorbehalte ansprechen.

Langzeitmedikation

Serotonin-Wiederaufnahmehemmer (SSRI): Wo fängt man bei einem dermaßen lächerlichen Namen wie diesem überhaupt an? Manchmal frage ich mich schon, warum die Pharmaindustrie diesen einschüchternden, völlig übertriebenen Jargon verwenden muss (aber diese Schimpftirade hebe ich mir mal für einen anderen Tag auf).

SSRIs fördern die Serotoninproduktion im Gehirn und werden bei einer Anzahl von Angst- und Depressionszuständen verschrieben. Ich könnte jetzt noch ausführlicher werden, aber das ist schon alles, was ihr wissen müsst! Erinnert ihr euch an meine Worte in Kapitel 1, dass ihr euren Tank immer gefüllt halten solltet? Die SSRIs sind eine Möglichkeit, das zu tun.

In Großbritannien und in den deutschsprachigen Ländern ist eine ganze Bandbreite erhältlich.

Dem staatlichen Gesundheitsdienst zufolge sind die üblichsten:
- Citalopram
- Fluoxetin
- Paroxetin
- Sertralin

Aus meiner Erfahrung scheint vor allem auf Citalopram und Sertralin gesetzt zu werden. Diese werden auf unbestimmte Dauer verschrieben. Anfangs müsst ihr noch jeden Monat bei eurer Ärztin oder eurem Arzt vorstellig werden, aber mit der Zeit werden diese Vorstellungstermine seltener. Ich nehme Sertralin seit zwei Jahren und habe nur noch alle sechs Monate einen Termin bei meiner Ärztin. Nehmt diese Termine auf jeden Fall wahr. Es ist eine Gelegenheit für euch, alle eure Bedenken zur Sprache zu bringen, und für eure Ärztin oder euren Arzt, zu beurteilen, ob die Medikation euer Befinden verbessert.

Eine der Fragen/Bedenken, die ich am meisten höre ist: »Ich habe Angst vor den Nebenwirkungen. Was ist, wenn ich abhängig werde? Mein Körper sollte damit doch auf natürliche Weise zurechtkommen.«

Das trifft allerdings einen Nerv. Auch ich hätte es lieber, wenn mein Körper ohne Medikamentenunterstützung mehr Serotonin produzieren würde. Aber dann würde ich auch gerne eine Migräne loswerden, einen gebrochenen Arm heilen oder sogar Blitze auf natürliche Weise aus meinen Augen schießen lassen. Leider brauchen manche Menschen ein bisschen medizinische Hilfe, um ihre Angst zu kontrollieren, deshalb solltet ihr Medikamente genauso betrachten wie Behandlungsmethoden für körperliche Leiden.

Gibt es potenzielle Nebenwirkungen? Natürlich gibt es die – das Leben ist nie ohne Fallstricke. Aber lasst uns das mal in den Zusammenhang bringen, denn der Ausdruck »Nebenwirkung« beschwört Bilder von Nuklearwaffen und mutierten Mächten herauf. Die Nebenwirkungen treten meistens dann auf, wenn man zum ersten Mal mit der Medikation beginnt und der Körper versucht, sich an die plötzliche Veränderung der Chemie anzupassen. Die meisten Menschen (darunter auch ich) erleben nur ein paar Tage lang solche Nebenwirkungen, während manche überhaupt keine haben.

Zu den verbreitetsten Nebenwirkungen von SSRIs gehören:

- gesteigertes Angstempfinden (das ist euer Gehirn, das wegen der neuen Chemikalie ausflippt),
- sich schlapp und übermüdet fühlen,
- Übelkeit,
- Schwindel,
- verschwommenes Sehen,
- geringer Sexualtrieb.

Ich selbst war zu Beginn der Behandlung sehr emotional und lethargisch. Oder mit anderen Worten: Ich weinte und schlief zwei Tage lang. Es war nicht schön, aber es war auch nichts, womit ich nicht zurechtgekommen wäre. Geht einem das auf den Geist? Ja. Ist es das am Ende wert? Meiner Meinung nach: Ja.

Tipp

Verliert nicht den Mut, wenn die erste Medikation bei euch nicht anschlägt. Wie so vieles im Leben geht es auch hier um »Trial and Error«. Irgendwo gibt es das Richtige (genauso wie die Wahrheit).

Von manchen SSRIs ist bekannt, dass sie in sehr seltenen Fällen eine suizidale Wirkung haben können oder starke Depressionen verursachen. Sollte das passieren, dann konsultiert *sofort* eine Ärztin oder einen Arzt, denn das ist ein Zeichen dafür, dass das Medikament nicht zu eurem Körper passt. Das kann geregelt werden, doch ihr *müsst* ärztliche Hilfe in Anspruch nehmen.

In Hinblick auf Abhängigkeit würde ich nicht empfehlen, ein Medikament plötzlich abzusetzen (es ist besser, sich langsam zu entwöhnen). Doch SSRIs machen nicht auf eine »Junkie dämmert auf Zeitungen in seinen Exkrementen vor sich hin«-Weise abhängig, wie es Heroin tut, was aber jeder zu befürchten scheint.

Seid euch darüber bewusst, dass es meistens um die zwei Wochen dauert, bis ihr eine Wirkung verspürt, erwartet also keine Verbesserungen über Nacht. Und macht euch auch klar, dass SSRIs nicht auf magische Weise alles heilen können, doch sie werden den Umgang mit eurer Angst verbessern.

Kurzzeitmedikation

Propranolol – Betablocker Dieses Medikament wird Personen verschrieben, die hauptsächlich unter körperlichen Symptomen leiden. Es kann bei Symptomen wie Herzklopfen, Tremor, Schwitzen und Erröten wahre Wunder bewirken.

Propranolol ist im Laufe der Jahre in Promikreisen und unter gestressten Businessleuten zur Droge der Wahl geworden. Ich nenne diese Pillen gerne »Chill Pills«. Warum? Weil sie die Herzfrequenz herabsetzen (auf ungefährliche Art – jetzt flippt bloß nicht aus!). Ein Arzt sagte mir, sie ermöglichten, »sein bestes Ich« zu sein. Das ist auch der Grund, warum viele Menschen, die im Beruf stark unter Druck stehen, diese Pillen gerne vor wichtigen Meetings einwerfen.

Trotzdem bewirken sie in Hinblick auf emotionale oder psychische Zustände *überhaupt nichts*, lasst euch deshalb nicht in die Versuchung bringen, sie als Krücke verwenden zu wollen – die Angstempfindung wird weiterhin vorhanden sein.

Ich selbst nehme Betablocker nur, wenn es unbedingt nötig ist – zum Beispiel, wenn mein Zittern und meine Zuckungen besonders schlimm sind oder ich mich in einer besonderen Stressphase befinde und mein Körper zu kämpfen hat.

Wenn es die körperlichen Symptome sind, die euch am meisten zusetzen, dann könnten Betablocker etwas sein, was ihr in Betracht ziehen könnt. Besprecht die Möglichkeiten aber auf jeden Fall mit eurer Ärztin oder eurem Arzt.

Zopiclon – Schlaftabletten Okay, jetzt wird es ein bisschen hardcore, aber es ist wichtig, dass wir ehrlich darüber reden.

Einer meiner schlimmsten Angsttrigger ist Schlafmangel. Das ergibt auch Sinn: Niemand kann ordentlich funktionieren, wenn er müde ist, ob er jetzt unter Ängsten leidet oder nicht! Ich war schon immer eine schlechte Schläferin und bei Stress wird das noch schlimmer.

So kommt es zu einem Teufelskreis, denn wenn ich nicht schlafen kann, fühle ich mich am nächsten Tag ängstlich und verletzlich; dann fürchte ich, in der kommenden Nacht nicht schlafen zu können; das führt zu einem hohen Stresslevel vor dem Schlafengehen und macht es unmöglich zu schlafen! Nachdem ich das Problem mit meiner Ärztin besprochen hatte, beschloss sie, dass ich es eine kurze Zeit mit Zopiclon versuchen sollte. Es half mir, wieder zu einem regelmäßigen Schlafrhythmus zu finden.

- Zopiclon hilft bei Schlafproblemen. Wenn ihr Schlafprobleme habt, dann nehmt in Gottes Namen eine! Macht euch nicht damit verrückt, dass es »nicht natürlich« sei und all der Mist. Manchmal brauchen wir einfach ein bisschen Hilfe.
- Trinkt keinen Alkohol, wenn ihr eine Tablette nehmt.
- Und wieder naheliegend – nehmt nur die verordnete Dosis.
- Im Gegensatz zu SSRIs kann Zopiclon abhängig machen und sollte nicht länger als zwei Wochen am Stück genommen werden (immerhin solltet ihr aber schon nach ein paar Tagen zu einem regelmäßigen Schlafrhythmus zurückgefunden haben).

Tipps

Hier noch ein paar weitere Tipps, wenn ihr Probleme mit dem Schlafen habt. Ich empfehle, es erst einmal damit zu versuchen, bevor ihr euch etwas verschreiben lasst.

- **Baldrian:** Probiert es mit diesem rezeptfreien Medikament, wenn ihr euch nicht so richtig an verschreibungspflichtige rantraut. Es kann ziemlich effektiv sein.
- **Wärme:** Nehmt ein heißes Bad. Warmes Wasser entspannt die Muskeln. Ein Bad ist wie eine dicke, warme Umarmung.
- **Lavendelöl** ist aus der Aromatherapie dafür bekannt, für Entspannung zu sorgen. Reibt ein paar Tropfen in euren Pyjama oder euer Bettzeug (oder gebt ein paar Tropfen ins Badewasser).
- **Anspannung und Entspannung:** Spannt ganz bewusst verschiedene Muskeln im Körper für gut fünf Sekunden an und entspannt sie dann. Das sorgt für eine Welle des Wohlgefühls.
- **Massage:** Ihr könnt das auch alleine machen – und ihr braucht dafür auch keine seltsamen Öle! Massiert ein paar Minuten euren Nacken und eure unteren Rückenmuskeln, um Spannungen zu lösen.
- Lasst euer Smartphone, euer Tablet oder Wasauchimmer in einem anderen Raum. Das Schauen von YouTube-Videos oder Surfen im Internet hilft nicht zu schlafen.
- **Routine:** Wenn ich Schlafprobleme habe, versuche ich, mir gewisse Routinen anzugewöhnen, denn der Körper reagiert darauf sehr gut. Steht zum Beispiel um sieben Uhr auf und geht um 23 Uhr ins Bett (auch am Wochenende).

Diazepam – Tranquilizer Ahhh, Diazepam – Valium, die berühmte »Wunderdroge«, auch als »Mutters kleiner Helfer« bekannt. Schon wieder wird es hier hardcore, doch bei *sensibler* Anwendung kann es sehr hilfreich sein. Es hat einen Nutzen, genauso wie potenzielle Gefahren, derer ihr euch bewusst sein müsst:

- Es ist ein beruhigendes Muskelrelaxans und hochgradig wirksam bei der Linderung von Angst- und Paniksymptomen.
- Es wird oft als »Wunderdroge« bezeichnet, weil es körperliche, psychische und emotionale Symptome von Stress und Ängsten bekämpft. Kurz gesagt: Es ist ein Super-Beruhigungsmittel!
- Natürlich gibt es auch einen Haken. Nein, ihr müsst nicht euer Erstgeborenes hergeben, aber es ist *kein* Medikament, das über längere Zeit eingenommen werden sollte. Die Überbeanspruchung kann Abhängigkeit verursachen. Und ihr werdet sicher nicht zu dem Punkt gelangen wollen, an dem ihr eine Tablette »braucht«, um euch normal zu fühlen.
- Sprecht mit eurer Ärztin oder eurem Arzt über die Dosierung – im Allgemeinen wird empfohlen, Diazepam nicht länger als zwei Wochen am Stück zu nehmen.
- Versteht mich nicht falsch, ich sage das nicht, um euch Angst einzujagen. Treue Leserinnen und Leser meines Blogs wissen, dass ich sehr für Diazepam bin, wenn es nötig ist. Wie bei so vielen Dingen kommt es auch hier letztlich auf den gesunden Menschenverstand an. Wenn ihr abends immer wieder Panikattacken gehabt habt oder eure Muskeln von stundenlanger Anspannung schmerzen, dann ist es richtig, eine Tablette zu nehmen. Genau dafür sind sie da. Warum ohne Grund leiden?
- Dieses Medikament ist für Leidende mit extremerer Symptomatik.
- Lest wie immer sorgfältig den Beipackzettel mit den Einnahmehinweisen. Denkt dran: Nicht trinken, Autofahren oder schwere Maschinen bedienen, wenn ihr Diazepam intus habt!

Wie man mit potenziellen kurzfristigen Nebenwirkungen umgeht

Hier meine Dos und Don'ts:

- DO: Sprecht mit den euch Nahestehenden und erklärt ihnen, dass ihr Nebenwirkungen entwickeln könntet. Sagt ihnen, dass ihr ein paar Tage auf ihre Geduld und ihre Unterstützung angewiesen sein werdet.
- DO: Stellt euren eigenen Medikamentenplan zusammen. Wenn ihr zum Beispiel von Montag bis Freitag arbeitet, dann lautet mein Rat, mit der Medikation am Freitag zu beginnen. Dadurch habt ihr das Wochenende zum Ausruhen und ihr müsst euch keine Gedanken über die Arbeit machen. Zur Sicherheit würde ich den Montag auch noch freinehmen.
- DO: Sorgt dafür, dass ihr einen Vorrat an Hilfsmitteln habt, die euch über das Wochenende helfen. Ich meine damit weiche Papiertaschentücher, gemütliche Pyjamas, Fertigmahlzeiten und andere nette Dinge wie Schokolade, Chips und eine Riesenmenge an Filmen oder Fernsehprogrammen zum Schauen. Ich habe in 48 Stunden mehr oder weniger zwei ganze DVD-Boxen geschafft!
- DO: Stellt Fragen. Eure Ärztin oder euer Arzt ist dafür da, um zu helfen, deshalb sprecht über alle Bedenken, die ihr haben könntet. Macht, falls nötig, einen längeren Termin aus.
- DON'T: Riskiert keine Entzugserscheinungen, indem ihr das Medikament vor der empfohlenen Dauer absetzt, weil ihr euch »besser fühlt«. Das ist eines der schlimmsten Dinge, die ihr tun könnt – euer Hormon- und Serotoninspiegel gerät aus den Fugen und ihr werdet euch am Ende noch viel schlechter fühlen als zuvor. Wenn es so weit ist, dass ihr das Medikament gerne absetzen würdet, dann besprecht diesen Plan mit eurer Ärztin oder eurem Arzt.
- DON'T: Kauft keine Medikamente im Internet. Konsultiert stets eure Ärztin oder euren Arzt.

- DON'T: Geniert euch nicht. Es gibt keinen Grund dafür, sich zu schämen (leichter gesagt als getan, ich weiß). Medikamente gegen Angststörungen zu nehmen macht aus euch weder einen Freak noch eine Geisteskranke! Im Gegenteil, es ist ein wirklich mutiger und positiver Schritt, außerdem muss es niemand wissen.

Natürliche Nahrungsergänzungsmittel

Auch wenn ich der Meinung bin, dass Vitamine und natürliche Nahrungsergänzungsmittel den verschreibungspflichtigen Medikamenten nicht das Wasser reichen können, bin ich doch davon überzeugt, dass sie große Vorzüge haben und nehme sie täglich. Wenn ihr Medikamenten gegenüber skeptisch seid, dann könnte das Folgende für den Anfang zu euch passen:

- **Omega-3-Fettsäure-Kapseln (Fischöl):** Diese erhöhen nachgewiesenermaßen die Serotoninlevel im Gehirn. Wurschtelt hier nicht herum, sondern investiert in ein Produkt einer vertrauenswürdigen Marke, um sicherzugehen, dass das Öl rein ist. Ich nehme täglich drei Kapseln, doch die Dosis kann je nach Präparat variieren. Lest daher den Beipackzettel sorgfältig. Es sind echte Riesendinger, die mit massenweise Wasser runtergespült werden müssen!
- **Vitamin-B-Komplex:** Dieser hilft dabei, das Nervensystem zu unterstützen. Er ist auch gut für den Energielevel und die Vitalität. Vorsicht – diese Vitamine färben den Urin in ein helles Neongelb! Am Anfang dachte ich, ich würde radioaktiv werden!

Aromatherapie

Unterschätzt niemals die Wirkungskraft von Düften – der Geruchssinn gehört zu unseren primitivsten Sinnen. Ein starker Geruch ist wie ein Angriff auf die tiefsten Gehirnzentren. Ätherische Öle werden wegen ihres exquisiten Aromas und ihrer natürlichen Heilkräfte seit

Tausenden von Jahren verwendet. Ich bin jetzt zwar nicht auf dieses Heil-Ding abonniert, sodass ich denke, ein Hauch Salbei könnte eine Lungenentzündung heilen, aber ich glaube, dass ein Duft emotionale Reaktionen triggern kann. Ein Beispiel: Ihr steckt in einem vollgestopften Zug und die Person neben euch verströmt einen wirklich üblen Körpergeruch. Das schlägt auf den Magen, stimmt's? Ihr seid verzweifelt und genervt. Oder ihr vernehmt den Dufthauch von irgendetwas, das euch in eine andere Zeit und zu einem anderen Ort zurückkatapultiert. In meinem Fall passiert das immer dann, wenn ich Chanel No. 5 rieche. Es versetzt mich sofort in die Zeit, als ich acht Jahre alt war und im Haus meiner Oma herumwuselte. Ich fühle mich dann glücklich und sicher.

Ein beruhigender Geruch kann daher positive Effekte auf Körper und Geist haben. Wenn ihr euer Gehirn darauf trainiert, einen bestimmten Geruch mit dem Gefühl der Ruhe oder Entspannung zu verbinden, habt ihr damit eine sehr wirkungsvolle Technik geschaffen. Aromatherapie ist eine hervorragende Möglichkeit, genau das zu tun. Ich sage damit nicht, dass sie eine herannahende Panikattacke verhindern kann, aber sie hat ihren Nutzen.

Die besten Entspannungsdüfte:

- **Lavendel:** ein Klassiker. Sehr stark und mitreißend.
- **Weihrauch:** erdig und beruhigend. Außerdem: Wenn er sogar für Jesus gut genug ist …
- **Rose:** Viele nennen sie auch »die Königin der Entspannung«.
- **Ylang-Ylang:** in Spas sehr verbreitet und perfekt für ein Bad.
- **Geranium:** erhebend. Sprenkle bei der morgendlichen Dusche ein paar Tropfen auf den Körper.

Ich reibe zur Schlafenszeit gerne ein paar Tropfen Lavendel auf mein Kopfkissen und das Pyjamaoberteil, weil ich diesen Duft jetzt mit Schlaf assoziiere. Ylang-Ylang gebe ich in das Badewasser, um mir etwas Gutes zu tun und Weihrauch brenne ich an dunklen Januarabenden ab, wenn ich das Aromatherapie-Äquivalent einer Umarmung nötig habe!

Bewegung und Sport

Bewegung verbrennt Adrenalin, macht ausgeglichen und erhöht das Energielevel. In meinem Blog lasse ich mich viel über Bewegung und Sport aus, denn ich bin davon überzeugt, dass sie bei der Genesung eine große Rolle spielen. Glaubt mir, ich hätte nie gedacht, dass ich mal zu einem Fitness-Fan werden würde und ihr werdet mich sicher auch nicht so schnell bei einem Marathon sehen. Doch Bewegung hilft, schlicht und einfach.

Von Ängsten betroffene Menschen produzieren mehr Adrenalin und Cortisol als andere und diese fließen ohne jegliche Fluchtmöglichkeit durch die Adern. Es ist daher wichtig, einen natürlichen Weg zu finden, um sie freizusetzen und den Hormonspiegel auszubalancieren. Bewegung tut jedem gut. Sie ist einfach gesund und eine natürliche Möglichkeit, die Stimmung zu verbessern.

Aber selbstverständlich solltet ihr mit eurer Ärztin oder eurem Arzt sprechen, bevor ihr mit einem neuen Trainingsplan beginnt (ich muss das aus Sicherheitsgründen sagen). Und außerdem: Trinkt Wasser! Oh, und wenn ihr schlank seid und dazu tendiert, schnell Gewicht zu verlieren, dann denkt daran, mehr zu essen. Ich verlor unbeabsichtigt drei Kilo, als ich zu Laufen begann, weil ich nicht genug Kalorien zu mir genommen hatte. Was es umso mehr rechtfertigt, sich nach einem Workout mit einem Blaubeermuffin zu belohnen!

Heute gibt es so viele Trainingsmöglichkeiten. Wenn ihr Fitnessstudios hasst, könntet ihr es mit Schwimmen, Mannschaftssportarten, Joggen oder einfach mit einem Trainingsvideo in eurem Wohnzimmer versuchen (ich kann das nicht, weil ich in einem Mehrfamilienhaus wohne und sich die Nachbarn das eine Mal, als ich es versuchte, über das Elefantenbaby beschwerten, das oben herumtrampelte!). Tut einfach irgendetwas, was euer Herz zum Hüpfen bringt. Ich versuche, drei 30-minütige Trainingseinheiten in der Woche hinzubekommen.

Ein weiterer positiver Effekt ist der, dass Sport dem Gehirn dabei hilft, sich an ein heftig klopfendes Herz und eine rasche Atmung zu gewöhnen. Das ist besonders für die Menschen hilfreich, die unter Panikattacken leiden. Während so einer Attacke wird euch das Gehirn davon überzeugen, dass euer klopfendes Herz und die Kurzatmigkeit extrem gefährlich und Zeichen von etwas Furchtbarem sind. Und doch können beide Symptome unter bestimmten Umständen völlig normal sein und Sport ist einer davon. Wenn ihr euer Gehirn also daran gewöhnen könnt, dann wird es euch bei einer Panikattacke leichter fallen, die Symptome zu rationalisieren. Ein klopfendes Herz und Kurzatmigkeit sind lediglich die Reaktionen auf Adrenalin.

Essen

Ich habe nie eine Diät gemacht, aber ich glaube an gesundes Essen. Das allerletzte, was ich nach meiner Diagnose einer Angststörung wollte, war paradoxerweise Lektüre zu den Vorzügen von Obst, Gemüse und einem gesunden Lebensstil. Es war eher: »Gebt mir die verf***ten Drogen!« Ich wies den Gedanken als Unsinn zurück. Doch heute beginne ich, die Vorzüge zu erkennen.

Um eines klarzustellen: Ich spreche nicht davon, nichts als Salat und Reiscracker zu essen. Ich kann mir nichts Deprimierenderes vorstellen. Trotzdem gibt es ein paar Lebensmittel, die eurem Gehirn und eurem Nervensystem wirklich guttun:

- **Lachs** steckt voller Omega-3-Fettsäuren, die dem Gehirn bei der Produktion von Serotonin helfen.
- **Spinat** enthält eine Menge Magnesium, das dabei hilft, die Cortisollevel im Körper zu steuern.
- **Avocados** sind voller Vitamin B, das das Nervensystem unterstützt. Ich liebe sie mit pochierten Eiern und einer Prise schwarzem Pfeffer auf Toast. Lecker!
- **Mandeln** enthalten Zink, ein Schlüsselelement für eine ausgeglichene Stimmung. Ehrlicherweise sind sie nicht die leckersten Nüsse, die es so gibt, aber eine Handvoll dann und wann lässt sich gut managen. Und ihr könnt immer eine Packung in der Tasche dabeihaben.

- **Heidelbeeren** werden zu den Superfoods gezählt. Sie stecken voller Antioxidantien und Vitamin C, das bei der Zellreparatur hilft (praktisch, wenn das Cortisol sie übel zurichtet!).
- **Chia-Samen** spenden Energie (gut, wenn man Kaffee reduzieren muss).

Eines meiner liebsten und wirklich einfachen Hirnfutter-Rezepte ist die Lachspfanne. Ich bin keine Chefköchin, seid also gnädig.

Lachspfanne

Für 1 Person

Zutaten:

- 1 Lachsfilet
- 1 EL Sesamöl
- 1 Pck. Pfannengemüse
- 1 ordentliche Handvoll Spinat
- 1 Handvoll Shrimps (gegart und geschält)
- 1 Ei
- 1 Pck. Mikrowellenreis (ja, Mikrowelle – ich bin eine faule Sau)
- 1 EL Sojasauce (oder mehr, nach Geschmack)
- 2 EL Chia-Samen

Zubereitung

- Den Lachs im Ofen nach Packungsanweisung pochieren.
- Das Öl etwa 1 Minute in einer Pfanne oder einem Wok erhitzen. Pfannengemüse und Spinat hineingeben.
- Während das Gemüse gart, den Reis in die Mikrowelle geben.
- Den Lachs in Stücke zerteilen und zusammen mit den Shrimps in die Pfanne geben. Das Ei zugeben und wie verrückt rühren, denn es stockt sehr schnell! Den gegarten Reis dazugeben.
- Die Sojasauce nach Geschmack dazugeben. Die Chia-Samen unterrühren. Et voilà, fertig!

Tipp

Ich mache mir gerne morgens einen Smoothie mit Heidelbeeren, Spinat, einem Apfel (für die Süße), Goji-Beeren und Chia-Samen. Ihr könnt alles, was ihr braucht und was euch schmeckt, in den Smoothie-Maker pfeffern und seid für den Rest des Tages bedient. Der Traum aller Faulen!

Mein Vorschlag ist nicht, dass ihr nur die oben aufgeführten Dinge essen sollt und weiter nichts. Wenn jemand versuchen würde, mir die Pizza oder den Käse wegzunehmen, würde ich ihn zu Boden ringen! Trotzdem kann es einen großen Unterschied ausmachen, nur ein paar dieser Lebensmittel in eure Ernährung aufzunehmen.

Folgendes solltet ihr meiden, wenn ihr Ängste habt oder gestresst seid:

- **Koffein** – heutzutage eigentlich ziemlich klar, aber wir alle verfallen ihm. (Meine eigenen Erfahrungen werde ich in Kapitel 3 (S. 64) auswalzen.) Koffein erhöht die Adrenalinproduktion im Körper und das ist schlecht. Um es deutlich zu machen: Ich meine alle der koffeinhaltigen Lebensmittel:
  - Kaffee
  - Tee (jep, tut mir leid)
  - Energydrinks – sie mögen euch Flügel verleihen, aber sie bringen euch auch zum Flattern!
- **Erfrischungsgetränke**
- **Diät-Erfrischungsgetränke** – in den Diätversionen kann Aspartam sein, das Serotonin verbraucht. Deshalb sind sie für euch schlechter als die zuckerhaltigen Getränke.
- **Alkohol** – besonders in der Nacht vor stressigen Situationen (mehr dazu in Kapitel 3, S. 64).

Marihuana

Marihuana sorgt in der Community für psychische Gesundheit für eine lebhafte Diskussion. Verbessert es die Symptome oder verschlechtert es sie?

Viele US-amerikanische Staaten haben es für die medizinische Anwendung legalisiert und in Indien wird es bereits seit über 400 Jahren bei der Behandlung von Ängsten, Stress und Depressionen eingesetzt. Obwohl es in Großbritannien und im deutschsprachigen Raum illegal ist, wissen wir alle, dass es trotzdem verwendet wird. Wer es dort nicht bekommt, der fährt in die Niederlande und nimmt es da!

Ich will ehrlich sein und sagen, dass ich kein Fan davon bin. Warum?

- Es stinkt fürchterlich.
- Es kann die Lungen verbrennen, wenn man es falsch raucht.
- Die Nachwirkungen sind extrem unberechenbar. Ein paar Stunden nachdem ich geraucht hatte, hatte ich tatsächlich noch mehr Angst. Genauer gesagt förderte es mein Herzrasen und meine Unruhe. (Sollte die Polizei das hier lesen, habe ich niemals Marihuana geraucht … besonders nicht, um auf einer Party cool rüberzukommen.)
- Es kann Paranoia bewirken. Ich habe auf einer Party mal eine gute Stunde im Gespräch mit einem Typen verbracht, der davon überzeugt war, dass vor Mitternacht etwas Schlimmes passieren würde. Er meinte, er könne es fühlen. Dann aß er zwei Packungen Schokoladenkekse.

Dennoch behaupten viele, dass Marihuana im Großen und Ganzen harmloser sei als Alkohol. Zu dieser Debatte kann ich mich in keiner Weise äußern. Ich weiß nur, dass es für mich nicht funktioniert und es genug andere Möglichkeiten gibt, die man ausprobieren kann.

Die Sache mit dem Reden

Meine erste Therapiesitzung werde ich nie vergessen – es war wie im Zirkus. Zuallererst wollte ich mich nicht hinsetzen. Dann weigerte ich mich, meine Jacke auszuziehen und saß stocksteif auf der Stuhlkante. Als mich die Therapeutin fragte, wie ich mich fühlte, antwortete ich »Prima, jau, nichts zu klagen. Wie geht's Ihnen?« Als ob ich sie dafür bezahlen würde, mit ihr übers Wetter zu plaudern!

Es war kaum auszuhalten, einfach weil ich es nicht gewohnt war, so offen über meinen Zustand zu sprechen. Ich war davon überzeugt, dass sie sich jederzeit mit den Worten »Sie sind eine Verrückte! Sofort ab ins Irrenhaus!« an mich wenden würde. Wie auch immer, nach einer Weile entspannte ich mich etwas und realisierte, dass meine Therapeutin dazu da war, mir zu helfen und nicht, um mich zu »überrumpeln«. Mit jemand Unvoreingenommenen in einem sicheren und wertfreien Umfeld zu reden, war ein Geschenk des Himmels. Letztlich konnte ich all die Dinge ausführlich besprechen, die mich schon so lange fertigmachten, ohne das Gefühl zu haben, jemanden zu verärgern oder bloßgestellt zu werden. Ich fühlte mich befreit.

In der ersten Sitzung könnt ihr Folgendes erwarten:

- Die Therapeutin oder der Therapeut wird sich selber und die Techniken, die sie oder er anwendet, vorstellen und den Ablauf eines jeden Gesprächs umreißen.
- Euch wird eine Reihe allgemeiner Fragen zu eurem Zustand gestellt. Zum Beispiel: »An wie vielen von sieben Tagen sind Sie von Ängsten betroffen?«
- Einige Fragen sind vielleicht erschreckend, beispielsweise: »Ist Ihnen manchmal danach, sich selbst zu verletzen?« Antwortet darauf auf jeden Fall ehrlich, es gibt hier keine Verurteilung. Die Therapeutin oder der Therapeut versuchen nur, das Ausmaß eures Zustands zu ermitteln.
- Die meisten Menschen (inklusive mir) werden sehr emotional, bringt also Taschentücher mit! Es ist keine Schande. Über Dinge zu reden, mit denen man sich nicht befassen will, kann einen sehr mitnehmen. Trotzdem ist es auch sehr erlösend. Aufgestaute Gefühle

und Druck rauszulassen ist eine gute Sache. Also heult euch mal richtig aus und entschuldigt euch nicht dafür!

- Um das Beste aus einer Sitzung herauszuholen, ist es wichtig, ehrlich zu sein. Denkt daran: Die Therapeutin oder der Therapeut sind dazu da, euch zu unterstützen! Es gibt nichts, für das man sich schämen muss oder was man verstecken müsste. Die Therapeuten könnten Dinge entdecken, die euch noch nie aufgefallen sind.

Die Wartelisten können ein bisschen wie Lotto sein, abhängig von eurem Wohnort. Als ich am Anfang beim Nationalen Gesundheitsdienst nach einer Therapie fragte, hieß es, die Wartezeit betrage zwei Monate. (Nicht gerade ideal für jemanden, der eben erst einen Nervenzusammenbruch hatte.) Ich habe aber auch Freunde, die innerhalb von drei Wochen einen Termin bekamen, was schon eher akzeptabel ist. In Großbritannien muss man, um einen Termin zu bekommen, zuerst mit der Ärztin oder dem Arzt sprechen und diese(n) nach einem Gesprächstermin mit einer Therapeutin oder einem Therapeuten des Nationalen Gesundheitsdienstes fragen. Wenn man nach zwei Wochen noch nichts gehört hat, sollte man in der Sprechstunde nachhaken. (Anm. d. Ü.: In Deutschland ist eine Überweisung zu einer Therapeutin oder einem Therapeuten durch eine Ärztin oder einen Arzt nicht nötig. Hier kann man sich selbst direkt nach einer Therapeutin oder einem Therapeuten umsehen. Nach zwei bis vier ersten Probestunden – abhängig von der Diagnose – beantragt die Therapeutin oder der Therapeut dann die Kostenübernahme bei der gesetzlichen Krankenkasse. Bei privaten Krankenversicherungen wird dies unterschiedlich gehandhabt.)

Ich erhielt Zugang zu einer Therapie, nachdem ich Mitglied der gemeinnützigen Einrichtung Anxiety UK geworden war. Zum Zeitpunkt des Schreibens dieses Buches betrug die jährliche Mitgliedsgebühr 30 Pfund. Neben einigen anderen Vergünstigungen erhalten die Mitglieder den Zugang zu kostenreduzierten Therapien durch anerkannte Therapeutinnen und Therapeuten. Der Vorgang ist einfach: Ein Mitglied muss einen Fragebogen ausfüllen und kurz den Zustand, den Ort und die gewünschte Therapieform umreißen. Auch die Daten der Ärztin oder des Arztes werden abgefragt, aber nur für den Notfall. Wenn der Fragebogen zurückgeschickt wurde, wird das Mitglied einer passenden Therapeutin oder einem passenden Therapeuten vorgeschlagen, die oder der dann Kontakt aufnehmen wird, um den ersten Termin zu vereinbaren. Das dauert normalerweise zwei Wochen. Es gibt verschiedene Therapieformen, aber die wichtigsten, die für Sozialphobien empfohlen werden, sind die kognitive Verhaltenstherapie (S. 50) und die Konfrontationstherapie (S. 54). Bei der Suche nach einer passenden Therapeutin oder einem passenden Therapeuten helfen euch vielleicht die nachfolgenden Hinweise.

Auswahl der richtigen Therapeutin oder des richtigen Therapeuten

Bevor mich Anxiety UK an die Hand nahm, hatte ich beschlossen, die Therapie selbst zu bezahlen. Ich hatte ein Sparkonto und war in meiner verzweifelten Situation bereit, jeden Preis für Hilfe zu zahlen. Deshalb zog ich los, um jemanden in der Harley Street aufzusuchen, die traditionell für ihre vielen Fachärzte und Kliniken bekannt ist. Ich war sicher, dass jemand, der dort ansässig ist, zu den Besten gehören musste! Für 50 Minuten zahlte ich 120 Pfund. (Apropos: Wann hat das übrigens angefangen? Sitzungen dauern normalerweise eine Stunde, also wo kommt diese 50-Minuten-Sache her?) Ich war jedenfalls sehr enttäuscht von der Therapeutin. Sie schien nicht bei der Sache zu sein und verbrachte mehr Zeit damit, über ihr Angebot zu sprechen, als mir Fragen zu stellen. Bei unserer dritten Sitzung vergaß sie dann meinen Namen – sie nannte mich Catherine (zweimal). Das war das Ende unserer Arbeitsbeziehung!

Eine meiner Freundinnen hat eine ganz ähnliche Erfahrung gemacht. Sie musste ihrem Therapeuten die Definition von »introvertiert« nennen, weil er noch nie davon gehört hatte! Nicht gerade ermutigend.

Es ist wichtig, dass ihr eine Therapeutin oder einen Therapeuten findet, die oder der für euch richtig ist. Ihr könnt mit einer Googlesuche beginnen, doch ich würde empfehlen, sich Vorschläge über eine gemeinnützige Vereinigung für psychische Gesundheit machen zu lassen. Wenn ihr erst mal einen Namen habt, dann recherchiert die Person. Findet deren Background heraus und lasst es auf euch wirken. Wenn ihr nicht damit glücklich seid, dann fragt nach jemand anderem. Die Botschafterin für psychische Gesundheit Dr. Pooky Knightsmith (echt, wie cool ist der Name denn?) empfiehlt, sich folgende Fragen zu stellen: Was sind deine Ziele und deine Veranlassung? Wie hoch werden vermutlich die Kosten in Bezug auf Zeit (und Geld) sein? Beides handfeste Fragen. Bevor ihr also in eine Therapie investiert, ist es wichtig, abzuschätzen, wieviel Zeit ihr realistischerweise wöchentlich dafür einplanen könnt. (Blog von Dr. Pooky Knightsmith: siehe Anhang, S. 149).

Während einer ersten typischen Sitzung könnt ihr davon ausgehen, dass die Therapeutinnen, Berater, Seelenklempnerinnen (wie auch immer ihr sie nennen wollt) freundlich, aber emotional widerstandslos sind. Sie sind nicht dazu da, zuzustimmen oder mit euch mitzufühlen. Ihr Job ist es, zu beurteilen. In den ersten zehn Minuten sollten sie über ihre Erfahrung sprechen und darüber, wie sie euch helfen können. Dann könnt ihr erwarten, nach den Gründen für euer Kommen gefragt zu werden. Wundert euch nicht, wenn es dann sehr emotional wird, habt Taschentücher dabei! Den Problemen offiziell eine Stimme zu geben, lässt sie real werden und das kann erschreckend sein, besonders, wenn ihr sie schon eine Weile für euch behalten habt. Denkt einfach daran, dass ihr das Recht habt, gehört zu werden.

Berücksichtigt das Folgende:

- Fühle ich mich mit dieser Person wohl?
- Habe ich das Gefühl, ihr trauen zu können?
- Werde ich mich dabei wohlfühlen, mich in Bezug auf mein Erleben zu öffnen?
- Am Ende der ersten Sitzung wird die Therapeutin oder der Therapeut vermutlich sagen: »Würden Sie gerne mit mir weiterarbeiten?« An diesem Punkt habt ihr jedes Recht zu sagen: »Ich denke schon, aber ich würde gerne noch einen Tag darüber nachdenken, um sicherzugehen.« Es gibt keinen Zwang, sofort zusagen zu müssen.

- Ihr könnt auch danach fragen, ob eure Therapeutin oder euer Therapeut Skype-Sitzungen anbietet – heutzutage tun das viele, was klasse ist. (Manchmal hadere ich tatsächlich ein bisschen damit, zu einer Sitzung zu gehen, weil die Vorstellung, in die Öffentlichkeit zu gehen, meine Ängste verschlimmert.)

Kognitive Verhaltenstherapie

Die KVT basiert auf dem Gedanken, dass die Weise, wie wir über bestimmte Situationen denken, einen direkten Einfluss darauf hat, wie wir uns fühlen und verhalten. Wenn ihr beispielsweise davon überzeugt seid, dass eine Party schrecklich werden wird, dann wird das die Art und Weise beeinflussen, wie ihr euch verhaltet. Ihr werdet vielleicht Menschen aus dem Weg gehen, eine schlechte Körperhaltung haben und mürrisch wirken (und wer will schon mit einer mürrischen Kuh sprechen, die sich in der Küche versteckt!). Die KVT ist eine Gesprächstherapie, die speziell dafür entwickelt wurde, euch durch eine Reihe von Übungen zu einer anderen Denkweise zu verhelfen. Insbesondere zielt sie darauf, negative und irrationale Gedanken wie »Niemand mag dich«, »Du wirst dich vor allen hier zum Narren machen« und »Du kommst einfach mit nichts zurecht« zu bekämpfen.

Die kognitive Verhaltenstherapie hat das Ziel, negative Gedanken zu kategorisieren.

Hier eine Aufzählung:

- **Alles-oder-nichts-Denken/Schwarzweißdenken:** Etwas ist entweder zu hundert Prozent perfekt oder es ist sch**ße. Zum Beispiel: »Dieses Gespräch läuft nicht genau so, wie ich es wollte. Also war es ein Reinfall.« *Wirklich? Aber so viel daran war großartig – du hast ihn sogar zum Lachen gebracht.* »Nein, es war sch**ße. Ich habe versagt.«
- **Voraussagen:** »Die Party wird schrecklich werden. Niemand wird mit mir sprechen wollen und ich werde ein paar miese Stunden haben.«

- **Katastrophisieren:** (Das ist mein persönlicher Favorit.) Ihr denkt an die schlimmstmöglichen Folgen. Zum Beispiel: »Ich werde in diesem Meeting herumstottern und mich selbst erniedrigen. Jeder wird mich für eine Idiotin halten und ich werde niemals befördert werden. Ich werde für immer erbärmlich sein.« Ernsthaft, manchmal habe ich mir schon einen Notfallplan zurechtgelegt, wie ich mich verhalte, wenn alles schiefläuft. »Okay, ich werde meinem Chef und dem Team mailen, dass ich mich nicht wohlgefühlt habe. Dann werde ich eine Zeitlang freinehmen, damit es glaubwürdig ist, und dann werde ich das Land verlassen!«
- **Gedankenlesen:** Annehmen, dass ihr genau wisst, was eine andere Person denkt – und surprise, surprise – es ist selten gut. Zum Beispiel: »Emma sah bei unserer Unterhaltung wirklich gelangweilt aus. Sie hat nur aus Mitleid mit mir geredet. Sie muss mich für den größten Loser der Welt halten.« *Vielleicht war sie müde oder beschäftigte sich gedanklich mit etwas aus ihrem eigenen Leben?* »Nein, es ging definitiv um mich.«
- **Personalisieren:** Glauben, dass alle schlimmen Dinge direkt mit euch zu tun haben. Zum Beispiel: »Michael schien heute Morgen schlecht gelaunt zu sein. Ich muss irgendwas gemacht haben, was ihn verärgert hat. Vielleicht sollte ich etwas sagen?« *Gestern hat er erwähnt, dass er eine Erkältung hatte – vielleicht lag es daran?* »Nein, der Wein hat etwas mit dem zu tun, was ich getan habe.«
- **Positives abweisen:** Den Erfolg übersehen zugunsten des Negativen. Zum Beispiel: »Das Essen war nett, aber ich habe den falschen Wein ausgesucht und das hat alles ruiniert. Das Ganze war ein Reinfall.« *Aber du hast ein köstliches Essen gekocht und jeder hat dir dafür Komplimente gemacht. Es war vielleicht nicht der Wein, den du ursprünglich wolltest, aber er war auch gut.* – »Nein, das hat alles ruiniert.«

Es gibt noch viel mehr Kategorien, die ich erwähnen könnte, aber diese sind die grundsätzlichen. Sie zu verstehen hilft dabei, sie in den verschiedenen Übungen zu erkennen.

Tipp

Wenn ihr eure Trigger kennt, könnt ihr euren Ängsten zuvorzukommen und sie schon im Voraus bewältigen. Steht bei meiner Arbeit eine Präsentation an, dann bereite ich mich sowohl inhaltlich als auch seelisch darauf vor. Erkennt ihr einen Trigger, dann notiert eure Empfindungen, die auftauchen – sowohl die körperlichen als auch die psychischen. Welche Gedanken schießen euch durch den Kopf und wie fühlt ihr euch? Für spätere Übungen in kognitiver Verhaltenstherapie wird sich das als nützlich erweisen.

Die kognitive Verhaltenstherapie ist etwas, was ihr selber zu Hause durchführen könnt, doch ich würde euch mindestens drei Sitzungen bei einer Therapeutin oder einem Therapeuten empfehlen, weil sie oder er in der Lage ist, euch auf die richtige Spur zu setzen. Außerdem ist es sehr befreiend, unvoreingenommenen Fremden gegenüber etwas Dampf darüber abzulassen, was euch belastet. Sie werden Dinge erkennen, die ihr nicht erkennt und euch hilfreiche Ratschläge geben. Sie werden dafür bezahlt, euch zuzuhören, es gibt also keinen Grund für Schuldgefühle!

In der kognitiven Verhaltenstherapie gibt es eine ganze Bandbreite an Übungen zur Bewältigung irrationalen Denkens, doch mein persönlicher Favorit ist »Gedankenmuster durchbrechen« (S. 52). Ich wende die Übung dann an, wenn mein Kopf voller negativer Gedanken ist. Sie ist eine großartige Methode, diese Gedanken zu sortieren und anzugehen. Im Internet gibt es dafür eine Menge Vorlagen, aber hier stelle ich euch meine Basismethode vor (schreibt die Überschriften einfach auf ein Blatt Papier oder in die Notizen-Funktion eures Smartphones):

Übung »Gedankenmuster durchbrechen«

Negative Gedanken: Schreibt sie deutlich auf:

- »Emily dachte, ich war in diesem Meeting eine Idiotin/ein Idiot.«
- »Ich werde heute auf der Party definitiv einen Narren aus mir machen.«

Emotionen: Schreibt auf, was ihr empfindet. (Manche Vorlagen verlangen eine Einschätzung der Intensität der Gefühle von eins bis zehn, doch das fand ich nie hilfreich. Macht es aber gerne, wenn ihr möchtet.) Zum Beispiel: Grauen, Furcht, Angst, Stress …

Identifiziert den Denkfehler: Schaut euch die Kategorien der negativen Gedanken oben genau an und entscheidet, in welche sie fallen.

- »Emily dachte, ich war in diesem Meeting eine Idiotin/ein Idiot.« (Das sind Gedankenlesen und Schwarzweißdenken).
- »Ich werde heute auf der Party definitiv einen Narren aus mir machen.« (Das sind Voraussagen und Katastrophisieren.)

Gibt es irgendwelche Beweise dafür, dass das stimmt? Um es ganz deutlich zu machen: Ich meine etwas ganz Bestimmtes. Ein praktischer Tipp bei der Anfechtung eines Gedankens ist die Überlegung, ob er vor Gericht als Beweismittel Bestand hätte. Beispielsweise:

Richter: Wie können Sie sich sicher sein, dass Ihre neue Kollegin Sie hasst?

Ich: Naja, sie lacht nicht über meine Scherze und, sie hat mich gestern so komisch angesehen.

Richter: Wollen Sie mich verarschen?

Neue Gedanken: Nun habt ihr die Denkfehler identifiziert und die Beweise überdacht. Haltet jetzt eure Gedanken mit einem neuen, rationalen Kommentar fest:

- »Emily dachte, ich war in diesem Meeting eine Idiotin/ein Idiot.« Leider kann niemand von uns Gedanken lesen. Wenn wir es könnten, wären wir alle Superheldinnen und -helden! Ihr wisst nicht, was Emily gedacht hat und die Wahrscheinlichkeit, dass sie euch aufgrund einer einzigen Sache, die ihr gesagt habt, für eine Idiotin oder einen Idioten hält, ist sehr unwahrscheinlich. Sie könnte es noch nicht einmal mitbekommen haben. Denkt mal darüber nach: Wie oft driftet ihr selbst während eines Meetings mit den Gedanken ab?
- »Ich werde heute auf der Party definitiv einen Narren aus mir machen.«

Das ist wirklich eine gewagte Behauptung! Noch einmal: Niemand ist in der Lage, die Zukunft vorherzusagen. Ihr seid von euren Gefühlen ausgetrickst worden, an etwas zu glauben, was überhaupt noch nicht stattgefunden hat. Okay, vielleicht seid ihr heute keine Partylöwinnen oder -löwen und das ist in Ordnung. Wenn ihr jedoch vorhabt, mit einer Pflanze auf dem Kopf durch den Raum zu stolzieren, dann fürchte ich, werdet ihr einen Narren aus euch machen.

Tipp

Einer der größten Nachteile der »Gedankenmuster durchbrechen«-Übung ist ihr Zeitaufwand. Es kann eine Weile dauern, alle »Denkfehler«-Kategorien zu bewältigen. Eine Möglichkeit ist, sie in eigene Worte zu fassen, damit sie spezifischer für euch werden und damit einprägsamer sind.

Konfrontationstherapie

Für mich war die Konfrontationstherapie unheimlich wirksam. Sie ist eine aggressivere Behandlungsform, denn dazu gehört das absichtliche Triggern von Angst-Situationen. Nach meiner Erfahrung sind die Resultate aber auch langanhaltend. Trotzdem empfehle ich euch diese Methode nicht, solange ihr nicht damit angefangen habt, euch mit euren inneren Dämonen auseinanderzusetzen. Macht sie erst, wenn ihr euch etwas stabiler fühlt.

Das Grundprinzip ist sehr einfach. Ihr setzt euch selbst Situationen aus, in denen ihr euch unbehaglich fühlt und Angst erlebt und durchlebt sie, bis ihr der Situation gegenüber desensibilisiert seid. Das heißt jetzt nicht, dass ihr bei Höhenangst aus einem Flugzeug springen müsst! Oder eine Konferenz leiten sollt, wenn euch das Reden in der Öffentlichkeit krank macht. Wenn überhaupt, dann ist das die schnellste Methode, euch selbst zu traumatisieren! Das Geheimnis sind die *kleinen Dosen:* Fangt langsam an und steigert allmählich. Das sorgt für ein solides Fundament, das euer Hirn akzeptieren und behalten wird.

Die Basics

Zur Konfrontationstherapie gehört es, Angst-Situationen oder Panikattacken zu triggern, um zu lernen, mit der Angst auf positivere Weise umzugehen. Im Grunde geht es um Übung, sodass man im Ernstfall besser gewappnet ist.

Um voranzukommen, müsst ihr akzeptieren/annehmen, wie ihr euch durch die Angst oder Panik fühlt, statt sie bekämpfen zu wollen. Das ist keine einfache Sache (totale Untertreibung), aber es ist machbar. Seid nicht enttäuscht, wenn eure ersten Versuche in die Hose gehen. Bei meinem ersten Versuch (in einem Restaurant) stand ich tatsächlich auf, sagte »Nö« und verließ dann das Gebäude!

Panik und Angst sind keine angenehmen Empfindungen, deshalb ist es natürlich, sie meiden zu wollen. Trotzdem, für das Gehirn (die Amygdala) war das Verlassen der Situation im Wesentlichen eine Bestätigung dafür, dass das Auslösen eines Anfalls richtig war, weil ihr euch in einer gefährlichen Situation befunden habt. Die Amygdala lernt durch Assoziationen, sodass sie in Zukunft automatisch einen Anfall auslösen wird. Ich war in dem Restaurant nicht in Gefahr, aber durch das Rausrennen überzeugte ich mein Gehirn davon, dass es so war.

So verdammt übel es auch erscheinen mag – den Anfall und all die hässlichen damit einhergehenden Gefühle zu akzeptieren, ist die bessere Art des Umgangs. Die Amygdala kann nur lernen, wenn ihr euch im Zustand der Angst befindet (typisch, oder?). Wenn ihr also in der Situation bleibt und ihr euch ihr aussetzt, nur dann kann sie verstehen, dass ihr euch eben nicht in Gefahr befindet. Deshalb wird der Anfall beim nächsten Mal nicht mit derselben Heftigkeit ausfallen.

Jetzt aber zur nächsten großen Frage … wie kann ich einen Anfall akzeptieren? Als ich mir diese Frage zum ersten Mal stellte, ging es mir so, als müsste ich einen Schlag in die Magengrube akzeptieren. Wie ist das möglich?!

David Carbonell (alias »Mein Gott«) hat dafür eine Strategie. Seine Website (siehe Anhang, S. 149) mag in Bezug auf das Design sehr nüchtern wirken, aber ihr Inhalt ist pures Gold! Sein Verfahren AWARE (acknowledge & accept – wait, watch, work – actions – repeat – end) habe ich aus zwei Gründen adaptiert: 1. Ich hasse Akronyme; 2. Ich halte das »E« für überflüssig, aber schaut auf seine Website und bildet euer eigenes Urteil. So, hier jetzt meine Version.

Bekommt den Anfall

Nehmt in diesem Moment wahr, dass sich Panik/Angst aufzubauen beginnt und dazu führt, dass ihr euch fürchtet. Versucht nicht, dagegen anzukämpfen oder sie zum Verschwinden zu bringen (das macht es nur noch schlimmer). Sagt euch stattdessen: »Okay, es ist also soweit, es geht los. Panik kann mich nicht verletzen oder mich krankmachen – das ist nicht möglich. Sie kann mich höchstens für eine Weile in Stress und Unbehagen versetzen.« Lasst euch davon wie von einer Welle überrollen oder wie von einer unfairen Standpauke für etwas, wofür ihr nichts könnt. Hört auf, euch körperlich und geistig zu widersetzen – lasst es einfach geschehen. Manchmal sage ich zu mir selbst: »Oh, hallo Panik. Ich hab' schon auf dich gewartet.« Heißt sie willkommen.

Anfangs wird sich das übel anfühlen und vielleicht sogar noch emotionaler, denn euer Gehirn denkt, ihr würdet die Gefahrensignale ignorieren. Wenn es dazu kommt, dann rastet nicht aus. Es ist eine gute Sache und heißt, dass es funktioniert!

Wartet

Wenn ihr ähnlich wie ich tickt, dann raubt euch die Panik zeitweise die Fähigkeit zum klaren Denken. Deswegen machen wir so dämliche Sachen wie Wegrennen oder in der Toilette verstecken. Wenn ich also »wartet« sage, dann meine ich »bleibt, wo ihr seid« (wenn es hilft, dann zählt bis zehn). Bleibt ihr, wo ihr seid, dann gebt ihr eurer rationalen Seite Zeit, einzuspringen und sich in die Situation einzuklinken, bevor ihr etwas anderes tut.

Sehr wahrscheinlich werdet ihr den überwältigenden Drang haben, euch der Situation zu entziehen, weil – ich wiederhole mich – die Amygdala davon ausgeht, dass ihr euch in Gefahr befindet. »Was zur Hölle machst du da. Wir werden sterben. Du musst sofort gehen!« So spricht meine zumindest mit mir. Dennoch, sich nicht vom Fleck zu bewegen hilft dabei, sie weiter zu erziehen.

Sorgt für euer Wohlbefinden

Jetzt müssen wir dem Körper zu mehr Wohlbefinden verhelfen, denn er leidet vermutlich Qualen! Beginnt damit, eure Muskeln fünf Sekunden richtig stark anzuspannen und lasst dann los. Das ist eine klassische Übung, also entschuldigt, wenn ihr davon schon gehört habt … aber es ist eine sehr effektive Methode, den Sauerstoffgehalt im Blut zu erhöhen und Herzklopfen und Kurzatmigkeit zu reduzieren.

Die Bauchatmung ist sehr viel leichter durch körperliche Demonstration zu erklären, aber ich gebe dem Ganzen hier eine Chance!

- Atmet aus – macht einen tiefen Seufzer, als ob ihr es so richtig satt hättet. Das entspannt die Muskulatur. Ihr müsst das nur einmal machen, bevor ihr den ersten Atemzug tut.
- Atmet jetzt langsam durch die Nase ein, aber drückt dabei euren Bauch so weit es geht nach außen. Wenn es euch hilft, dann legt eine Hand auf den Bauch, um zu prüfen, ob ihr es richtig macht.
- Haltet die Luft drei Sekunden an.
- Zieht euren Bauch beim Ausatmen langsam wieder ein.
- Wiederholt das dreimal oder mehr, wenn nötig.

Kehrt in den Moment zurück

Wenn ihr in einem Meeting seid, dann lauscht dem Gesagten aufmerksam oder stellt eine Frage. Wenn ihr mit öffentlichen Verkehrsmitteln unterwegs seid, lächelt einen anderen Passagier an oder fragt nach der Uhrzeit.

Seid auf eine Wiederholung vorbereitet

Keine Sorge, wenn sich die Panik wieder aufzubauen beginnt – das ist völlig normal. Wiederholt den Prozess einfach nochmal.

Jetzt haben wir die Vorbereitungen abgeschlossen und können zum nächsten Schritt kommen. Stellt euch den Hauptbereich vor, der bei euch eine Angstreaktion hervorruft. Das könnten Partys, die Arbeit, das Autofahren oder sogar eine bestimmte Person sein. Was, ist völlig egal.

Erstellt jetzt eine Liste in zehn Schritten, beginnt mit dem einfachsten und endet mit dem schwersten. Das soll eure »Liste der auslösenden Gefahren« sein. Gestaltet sie so, dass sie genau zu eurer speziellen Situation passt. Ihr könnt auch mehr als eine Situation nehmen, wenn ihr auf verschiedenen Gebieten Schwierigkeiten habt.

Ich hatte (und habe manchmal noch) vor Meetings bei der Arbeit Angst- oder Panikattacken. Als Beispiel hier meine Liste, die ihr auf eure Situation adaptieren könnt:

1. Sitze in deinem Wohnzimmer, schließe deine Augen und stelle dir vor, in einem Meeting zu sein. Stelle dir alles vor, vom Raum bis zu den am Meeting Teilnehmenden.
2. Sitze an deinem Schreibtisch bei der Arbeit und stelle dir vor, in einem Meeting zu sein.
3. Geh und sitze fünf Minuten in einem Besprechungsraum für dich alleine, lasse die Tür geöffnet.
4. Geh und sitze fünf Minuten in einem Besprechungsraum für dich alleine, schließe die Tür.
5. Geh und sitze fünf Minuten in einem Besprechungsraum für dich alleine, schließe die Tür und stelle dir vor zu sprechen. Sage laut einen Satz und stelle dir vor, die anderen schauten dich an.
6. Sitze mit einer Freundin oder einem Freund in einem Besprechungsraum und sprich mit ihr oder ihm zwanglos über irgendetwas.
7. Sitze mit einer Freundin oder einem Freund in einem Besprechungsraum und bespreche etwas, was die Arbeit betrifft.

8. Sitze zu Hause mit einem Familienmitglied oder deinem Partner oder deiner Partnerin an einem Tisch und tu so, als seist du in einem tatsächlichen Meeting. (Warne sie vorab, dass das eine Übung ist und gib ihnen Diskussionsthemen vor.) Sitze zehn Minuten dort.
9. Nimm an einem echten Meeting teil, lasse deine Chefin oder deinen Chef aber vorab wissen, dass du nur eine zufällige Beobachterin oder ein zufälliger Beobachter bist.
10. Nimm an einem echten Meeting teil und beteilige dich.

Dieses Beispiel ist sehr auf eine spezielle Problematik zugeschnitten, die ich hatte, und ich gebe zu, dass es öde oder sogar lächerlich erscheinen könnte. Es ist aber sehr wichtig, die Dinge allmählich aufzubauen.

Andere Therapiemethoden und -übungen

Achtsamkeitsmeditation

Achtsamkeits-Apps sind in letzter Zeit zu einem Trendthema geworden. Viele Apps bieten ein kostenloses Schritt-für-Schritt-Programm mit kurzen Sitzungen an. Die Sitzungen beinhalten Basis-Atemübungen und einen Leitfaden, wie man die Aufmerksamkeit auf den Körper lenkt. Manche schwärmen davon, andere sind von diesen Apps hingegen nicht besonders angetan. Die Grundidee ist, dem Gehirn zu ermöglichen, im Hier und Jetzt präsent zu sein, statt über die Vergangenheit oder die Zukunft nachzudenken, und sich des Körpers und wie er sich anfühlt bewusster zu werden. Ich verbringe einen großen Teil meines Lebens in der Vergangenheit oder der Zukunft, ich denke eher an das, was ich noch tun muss oder durchlebe ein zurückliegendes Ereignis. Daher war ich an diesem Konzept sehr interessiert.

Ich muss gestehen, dass meine Erfolge sehr unterschiedlich ausfielen. Die Übungen verlangen eine Konzentration auf den eigenen Atem (was mich zum Hyperventilieren bringen kann!). Außerdem war die Vorstellung des »Präsentseins« meinem Gehirn völlig fremd, sodass ich mich nicht so leicht darauf einlassen konnte. Ich driftete oft ab und dachte an irgendwelche anderen Dinge! Nichtsdestotrotz, so sagen es die meisten Apps, ist das völlig normal. Nachdem ich eine dieser Apps sieben Tage genutzt hatte, bemerkte ich einen Unterschied. Heute wende ich es dreimal in der Woche morgens an, um mich für den Tag zu rüsten. Ich muss zugeben, dass es richtig nett ist, zehn Minuten ohne Schuldgefühle einfach nur mit sich selbst zu verbringen. Die meisten Basisversionen sind kostenlos, doch um das gesamte Übungsspektrum nutzen zu können, muss man oftmals eine monatliche Gebühr zahlen.

Neben diesen Achtsamkeits-Apps gibt es auch zahlreiche Bücher, Hörbücher und sonstige Angebote im Netz zu diesem Thema.

Tipp

Wenn ihr eine generelle »F**k-dich-Einstellung« habt, dann klappt es in der Regel besser, als wenn ihr zu viel erwartet. Versucht also zu denken: »Prima, wenn es klappt; wenn nicht, was soll's.« Gebt jeder Sache zehn Tage lang eine Chance, bevor ihr irgendetwas entscheidet.

Ablenkung

Manchmal brauchen wir im Leben eine hübsche Ablenkung, um unser Gehirn von negativen Gedanken abzulenken. Ablenkungstechniken sind unglaublich hilfreich und können so einfach oder kompliziert sein, wie ihr möchtet.

Hier ein paar Ideen:

- Denkt an so viele weibliche oder männliche Vornamen, Bands, Länder, Tiere oder Kraftausdrücke (was auch immer ihr möchtet), die mit dem Buchstaben »A« beginnen, wie ihr könnt.
- Versucht, euch an alle Figuren aus »Game of Thrones« mit Vor- und Nachnamen zu erinnern.

- Lauft im Geiste von eurem Haus bis in die Innenstadt. Stellt euch jede Straße und alle Denkmäler/Geschäfte auf dem Weg vor. Ich mache das, wenn ich Schlafschwierigkeiten habe. Es ist wie ein Abenteuer aus der Sicherheit des Bettes heraus!
- Apps mit Spielen sind wunderbar und der Download oft gratis.
- Hörbücher sind auch gut.

Positive Refokussierungs-Übung

Das Gehirn fokussiert sich nur selten auf die Gegenwart (solange ihr nicht gerade ausgeraubt werdet), normalerweise befindet es sich in der Vergangenheit oder der Zukunft. Die Amygdala ist sehr theatralisch. Meine erschafft Teenie-Dramas, die einer eigenen Fernsehserie würdig wären, komplett mit all den Szenerien darüber, was schieflaufen könnte. Jede Episode endet auf die gleiche Weise: Ich mache eine Idiotin aus mir.

Während es sehr einfach ist, dem nachzugeben, sind solche »Fehlalarme«, wie etwas ablaufen wird, sehr schädigend. Gedanken triggern emotionale Reaktionen, sodass ihr nicht nur nervös sein werdet, sondern euch auch fühlt, als hättet ihr eine wirklich üble Zeit, obwohl das nur in eurem Kopf abläuft und überhaupt noch nicht passiert ist!

Der Weg, das unter Kontrolle zu bringen, führt über die Vorstellung und das Neuschreiben des Skripts. Nehmt euch einen Moment Zeit und stellt euch vor, die Begebenheit würde richtig gut laufen. Stellt euch lächelnde Menschen vor und einiges von dem, was ihr sagen werdet. Das wird euren Körper mit positiven Gefühlen überfluten und euch einen Extra-Schub an Zuversicht geben.

Kreativ werden

Kreativ zu sein ist eine hervorragende Methode, das Gehirn auf positive und produktive Weise abzulenken. Ein Projekt zu haben, auf das ihr euch fokussieren könnt, wird eure Hände beschäftigen und euer Gehirn vom Herumwandern abhalten. Schreiben, Stricken, Kochen, Gärtnern, Collagen kreieren ... Es gibt so viele Möglichkeiten, aus denen man wählen kann (und viel Spaß machen sie auch!).

Erste-Hilfe-Set bei Angst

Ich bin ein Fan von persönlichen Erste-Hilfe-Sets. Füllt sie hauptsächlich mit Leckereien und Aktivitäten, die euch etwas bedeuten. Die einzige Regel ist: Nur dann zuzugreifen, wenn ihr einen Anschub braucht. Es ist eine Belohnung, um durch den Tag oder eine schwierige Situation kommen zu können. In meinem Set sind: eine schöne Flasche Wein (selbstverständlich), unzählige Tafeln Schokolade, ein schnieker Badezusatz, ein Trumpf-Kartenspiel, ein Rätselbuch, mindestens drei Romane, eine DVD-Box mit Geschichtsdokus (verurteilt mich nicht, ich bin ein großer Geschichts-Freak) und Nagellack. Deckt euch mit kleinen Dingen ein, die euch guttun. Euer Set muss nicht teuer sein, aber es sollte Dinge beinhalten, die euch zum Lächeln bringen.

Tierliebe

Aus meiner Sicht gibt es keine reinere Liebe als die Liebe eines Tieres. Meine Hündin Rigby bekam ich im neunten Monat meiner Genesungszeit und seitdem ist sie eine eifrige Mithelferin an der Stabilisierung meiner psychischen Gesundheit. (Trotz meines anfänglichen »Oh mein Gott, wie soll ich bloß für sie sorgen – ich kann ja noch nicht mal für mich selber sorgen!«) Wenn ihr einen furchtbaren Tag habt und eure Ängste alles vereinnahmen, dann kann eine Kuscheleinheit mit eurem Haustier wirklich dabei helfen, alles wieder zu beruhigen. Dieser beruhigende Effekt ist nicht nur auf Hunde beschränkt. Auch Katzen können heilsame Gefährten sein und sie sind nicht so fordernd wie Hunde, sowohl physisch als auch finanziell. Das Schnurren ist eines der beruhigendsten Geräusche überhaupt (meiner Meinung nach)! Andererseits tendieren Katzen dazu, tote Vögel als Geschenk nach Hause zu bringen ... also nicht gerade das ideale Haustier für empfindliche Gemüter.

Einem Haustier müsst ihr nichts erklären. Ihr müsst euch nicht dafür entschuldigen, ihnen eure Probleme aufzubürden oder euch in ihrer Gegenwart blöd vorkommen. Ihr könnt was auch immer sein und sie werden euch genauso lieben. Und es ist schön, Gesellschaft zu haben, wenn ihr nicht schlafen könnt.

Aber es kann teuer werden, sich um ein Haustier zu kümmern. Holt euch kein Haustier, solange ihr nicht gut für es sorgen könnt. Dazu gehören Futter, Tierarzt, Fellpflege, Spielzeug, Entsorgung der Ausscheidungen und Betreuung über den Tag (Hunde sollten nicht länger als drei Stunden alleine bleiben). Ihr seht, diese Überlegungen sind mir ein Herzensanliegen! Wenn ihr einen Vollzeitjob habt, solltet ihr ausreichend Budget für die Haltung eines Hundes einplanen, weil das meiste für den Hundesitter draufgeht. Wenn ihr von zu Hause oder in Teilzeit arbeitet, reduzieren sich die Kosten selbstverständlich. Das Hundeausführen ist eine verdammt lukrative Industrie! Katzen sind sehr viel günstiger, denn sie brauchen keine Tagesbetreuung. Wenn ihr all das leisten könnt, dann kann ein Tier zu echter Positivität und Wohlbefinden in eurem Leben beitragen. Alternativ könnt ihr euch auch (für den Anfang) einen Hund aus der Nachbarschaft ausleihen, der euch Gesellschaft leistet und mit dem ihr ein paar Runden durch den nächstgelegenen Park drehen könnt.

Kapitel 3 – Schul- und Universitätsleben

Schulzeit

Es heißt, die Schulzeit sei die beste Zeit des Lebens. Es liegt mir zwar fern, irgendjemanden als Lügner zu bezeichnen, aber das muss ein verf***ter Scherz sein! Ich habe immer noch Albträume von dieser Zeit.

Stellt euch das mal aus der literarischen Perspektive vor: David Copperfield wurde geschlagen, Jane Eyre wurde dazu genötigt, stundenlang auf einem Stuhl zu stehen und Harry Potter ... naja, er wurde praktisch jeden zweiten Tag von irgendwem oder irgendwas angegriffen. Doch kein Grund zu verzweifeln. Es mag eine herausfordernde Zeit sein, aber sie dauert nicht ewig und heutzutage muss man nicht mehr im Stillen vor sich hin leiden. Viele Schulen sind heute sehr auf die psychische Gesundheit und über den Druck, dem junge Leute ausgesetzt sind, bedacht. Eine Freundin von mir ist Lehrerin und einer ihrer Schüler notierte auf seinen Übungs-Prüfungsunterlagen: »Ich komme nicht mit der Test-Situation zurecht. Wie kann ich dann die echte Prüfung bewältigen?« Sie nahm das sehr ernst und führte nach dem Unterricht ein Gespräch mit dem Schüler. Sie entwickelten gemeinsam einen Plan, wie er üben könne, sich in einer Prüfungssituation zu befinden. Diese Mini-Konfrontationstherapie half ihm dabei, sich auf die echte Situation vorzubereiten. Wie die Aktivistin für psychische Gesundheit Natasha Devon (2015) betont: »Sie können nicht die Druckintensität eines Erwachsenen auf das kindliche Gehirn ausüben und davon ausgehen, dass es damit zurechtkommt.« Das Bildungssystem beginnt allmählich damit, das ernst zu nehmen.

Bedauerlicherweise waren in meinem Bildungssystem psychische Gesundheit und emotionales Wohlbefinden noch kein Thema. Die weiterführende Schule fand ich besonders schwierig, da lässt sich nichts beschönigen. Es war das erste Mal in meinem Leben, dass ich dazu gezwungen war, mich so zu verhalten, wie es »wünschenswert« erschien, und nicht so, wie es sich für mich natürlich anfühlte.

Die ständige Gruppenarbeit, das öffentliche Reden in der Klasse und das laute Vorlesen waren »normale« Betätigungen, die glückliche Kinder so machen. Ich dagegen zog es vor, für mich alleine zu arbeiten und Ideen in einer kleinen Gruppe zu präsentieren, statt vor einer Klasse mit dreißig hungrigen und grausamen Teenagern. Es half auch nicht, jedes Mal zu erstarren, sobald eine Lehrkraft mich ansprach. Ich war tatsächlich schon froh, wenn ich mich dann an meinen eigenen Namen erinnern konnte!

Es war kein Umfeld, das das Beste aus mir herauszuholen vermochte und traurigerweise waren viele meiner Lehrkräfte ahnungslos, was mein Unbehagen betraf.

Hier ein Beispiel aus meinem Schulzeugnis in Geografie: *Claire ist ein schüchternes und sehr zurückhaltendes Mädchen. Sie antwortet nicht auf Fragen, ohne direkt angesprochen zu werden und mag es nicht, die Klasse an ihrer Arbeit teilhaben zu lassen. Sie scheint außerdem viel Zeit mit Tagträumereien zu verbringen, was besorgniserregend ist. Sie muss sich sehr anstrengen, um aus ihrem Schneckenhaus zu kommen, wenn sie gut abschneiden möchte.*

Beachtet, dass das Zeugnis sich nicht auf die tatsächliche Leistung bezieht, die ich abgeliefert habe (meistens war ich eine Einser- oder Zweier-Kandidatin). Es bezog sich nur auf meine Persönlichkeit, was bizarr scheint.

Die Lehrkräfte nahmen normalerweise an, etwas sei mit mir nicht in Ordnung, weil ich tagträumte und in der Klasse still war. Ich erinnere mich, dass eine Mathelehrerin mal in einem Wutausbruch meinte, ich wäre wohl nicht ganz helle. Meine Klassenkameradinnen und -kameraden waren von dieser Etikettierung natürlich entzückt und nutzen sie ständig, um mich zu demütigen.

Trotz der Tatsache, dass ich nun einen Bachelor, einen Master und einen guten Job habe, sehe ich mich selber in meinen dunkelsten Stunden als jemand, der nicht ganz helle ist. So ist das mit den Etiketten – sie haften verdammt gut! Obwohl die harschen Worte meiner Klassenkameradinnen und -kameraden Jahre später verstummten, war der Schaden bereits angerichtet.

Die Zeit der weiterführenden Schule war auch die Zeit in meinem Leben, in der das Vertrauen in mein Erscheinungsbild und meine Persönlichkeit schwer beschädigt wurden. Meine Mitschülerinnen und Mitschüler liebten es, mich wissen zu lassen, ich sei hässlich und sonderbar. Ich wurde besonders dafür gehänselt, mager, blass und flachbrüstig zu sein. Als Erwachsene hätte ich ihnen gesagt, sie sollen sich verpissen, aber als junger und beeinflussbarer Teenager nahm ich jedes Wort, das sie sagten, als Evangelium und investierte über Jahre in Tönungscremes und wattierte BHs! Ich versuchte auch unzählige Male, mein Haar zu bleichen. Ich dachte, wenn ich nur erst blond wäre, gebräunt und mit größeren Möpsen ausgestattet, dann wäre alles okay. Ich wuchs in der Ära der Spielerfrauen auf – wie eine der Frauen oder Freundinnen berühmter Fußballer auszusehen war das ultimative Ziel. Alle Fotos aus dieser Zeit wurden nach und nach vernichtet!

Ja, also, kurz gesagt war das eine wirklich grauenhafte Zeit und im Alter von fünfzehn Jahren begann ich dann, einige körperliche Symptome von Angststörungen zu entwickeln, wie ich in der Einleitung schon beschrieben habe. Im Unterricht lief ich immer, wenn ich direkt angesprochen wurde, dunkelrot an und je mehr es mich stresste, dass die anderen das mitbekamen, desto mehr errötete ich. Ich litt auch unter einem starken Zittern und hasste es, meine Hand zu heben, weil das ja dann jemand entdecken könnte. Ich erkannte es zwar noch nicht, aber es war der Anfang einer langwierigen Schlacht mit der Angst. Wie die meisten anderen es wohl auch getan hätten, so versuchte auch ich, es zu ignorieren und hoffte, es würde besser, wenn ich erwachsen würde. Ich verstand nicht, was da mit mir passierte.

In der Universität erkannte ich dann letztlich, dass ich nicht etwa seltsam oder anders war – ich war tatsächlich einfach ein introvertierter Mensch!

Introvertierte Menschen

Es folgt ein Mini-Profil des typischen Introvertierten:

- Sie ziehen es vor, zuzuhören, statt Konversationen zu bestreiten. (Das macht sie aber nicht zu schüchternen Menschen.)
- Sie ziehen kleine Gruppen und vertrauliche Gespräche den großen Gruppenkonversationen vor.
- Sie brauchen Auszeiten/Ruhezeiten. Ihre Gehirne können überstimuliert werden und brauchen dann Zeit zum Wiederaufladen. Ich persönlich habe eine begrenzte Menge an Energie, die ich Menschen am Tag »spenden« kann, und wenn das ausgereizt ist, bin ich fertig. Wenn ich mich dann nicht wieder auftanken kann, werde ich mürrisch und emotional. Im Gegensatz dazu brauchen Extrovertierte andere um sich herum, um sich aufzuladen.

Ich las Susan Cains Buch *Still: Die Kraft der Introvertierten* und da ist bei mir der Groschen endgültig gefallen. Es war okay, introvertiert zu sein! Es macht euch nicht zum Schwächling. Tatsächlich bezeichneten sich manche der mächtigsten Menschen auf der Welt selbst als introvertiert: Barack Obama, Abraham Lincoln, Charles Dickens oder auch Nelson Mandela.

Wenn mir das nur schon in meiner Schulzeit klargeworden wäre! Es war völlig in Ordnung, eine Introvertierte zu sein und es ist in vieler Hinsicht eine großartige Sache. Anders zu sein heißt nicht, seltsam zu sein und das lernte ich, als ich älter wurde.

Die Uni-Jahre

Die Universität war für mich einer der größten Kulturschocks, den ich jemals erlebte. In der Schule überkontrolliert und reglementiert, hielt ich plötzlich die »Zügel der Macht« in der Hand. Weg von zu Hause, den Stundenplan selber organisieren, keine offizielle Vorstellung der Kommilitonen … von überall herrschenden Regeln zu gar keinen Regeln – wie ein Schleudertrauma! All meine engsten Freundinnen und

Freunde von zu Hause waren jetzt im ganzen Land verstreut. Ich musste ganz von vorne anfangen.

Und einmal mehr wurde mir von meiner Karriereberaterin vorhergesagt »Die Uni-Jahre werden deine tollsten Jahre sein. Du wirst Freunde fürs Leben finden und zu einem ausgeglichenen Erwachsenen werden.« Sie vergaß aber zu sagen, dass ich wirklich arm sein würde und dazu verurteilt, im Elend zu leben und ständig vor Energie strotzen und extrem lustig sein zu müssen, um dazuzugehören. Um eines klarzustellen: Ich liebe es, auszugehen. Cocktails trinken, mit Freunden quatschen und, was noch wichtiger ist, tanzen! (Echt, ich rocke jeden Dancefloor!) Doch selbst im Alter von achtzehn war ich nicht jeden Abend dazu in der Lage – ich war erledigt! Ich empfand das Sozialleben an der Uni als eine echte Herausforderung. Der Druck, wichtig und interessant zu sein, war sehr groß. One-Night-Stands, zwei Tage durchfeiern und Koksen waren die Norm. Ich tat nichts davon und war dem nicht gewachsen.

Alkohol und Koffein

Eines Abends entdeckte ich diese magische Substanz, die all meine Ängste unterdrückte und mit der ich mich super-selbstsicher fühlte. Ich rede natürlich vom Alkohol. Es war ein Wunder. Ich hatte endlich mein Heilmittel gefunden! Nach ein paar Drinks flüssigen Mutes war ich ein anderer Mensch. Ich konnte mit Fremden sprechen, mich entspannen und ein paar Stunden lang »normal« sein. Wenn das doch nur das Ende der Geschichte wäre, was? Ich und meine Flasche Wein reiten zusammen dem Sonnenuntergang entgegen. Leider Gottes sorgt Alkohol zwar für eine kurzzeitige Erleichterung von der Angst, ist aber keine langfristige Lösung, weil ... naja, es gibt einen Haken, stimmt's? Das ist das Leben!

Ich begann darauf zu vertrauen, dass Alkohol mir durch gesellschaftliche Ereignisse helfen würde und kippte schon einen Drink, bevor ich loszog. (Keine Sorge, jetzt kommt nicht der Teil, in dem ich euch berichte, wie ich Alkoholikerin geworden bin und mit einer Flasche Wodka im Arm drei Tage in der Gosse verbrachte.)

Ich wollte wirklich glauben, dass Alkohol die Antwort auf all meine Probleme mit der Angst war, weil er einen so unmittelbaren Effekt hatte. Immer, wenn ich darüber las, wie Alkohol die Dinge noch verschlechtert, wollte ich davon nichts wissen. Das war bestimmt eine Methode der Regierung, um Studierende vom Komasaufen abzuhalten!

Irgendwann, als ich dreiundzwanzig wurde, konnte ich allerdings die Signale nicht mehr ignorieren. Zu viel Sauferei kann *wirklich* die Angstsymptome verschlimmern. Allem voran macht Alkohol das Gehirn träge und vermindert seine Fähigkeit, mit Stresssituationen zurechtzukommen. Ich meine, wenn ihr schon so eine Wunderkur habt, wieso sie dann nicht für alles verwenden? So ist euer Gehirn nie wieder alleine der Angst ausgesetzt. Aber das ist natürlich nicht gerade eine gute Angewohnheit, die man sich zulegen sollte. Euer Gehirn ist euer wertvollstes Werkzeug und sollte bei Kräften bleiben.

Der anschließend nicht ausbleibende Kater ist der Kriegsschauplatz überhaupt. Viele junge Erwachsene (mein damaliges Ich eingeschlossen) realisieren nicht, dass ein Kater sie nicht nur körperlich beeinträchtigt (Übelkeit, Kopfschmerzen und der allgemeine Wunsch, tot zu sein), er hat auch einen massiven Einfluss auf eure Emotionen und eure psychische Gesundheit. Jeder erlebt diesen Selbstekel am Tag nach einem Saufgelage, doch wenn ihr unter Ängsten leidet, wird er sehr wahrscheinlich schlimmer ausfallen. Alkohol legt sich mit den Serotoninspiegeln und anderen Hormonen im Gehirn an. Erinnert ihr euch aus Kapitel 1 und 2, wie wichtig das Serotonin ist? Das Trinken versaut es grundlegend, besonders dann, wenn der Alkohol sich abzubauen beginnt. Ich verbrachte in solchen Fällen den ganzen Tag mit dem Kater im Bett und fühlte mich hundeelend. Alkohol verschlimmerte auch meinen Hang zur Paranoia – und glaubt mir eins: Das ist etwas, was nicht noch einen Schub braucht! Ich war geradezu besessen von den Ereignissen der Nacht zuvor. Hatte ich mich zum Narren gemacht? Warum textete mein Freund nicht zurück? Ich begann,

Social-Media-Seiten zu checken und kopflos nach peinlichen Fotos zu suchen.

Alkohol fördert auch Essensgelüste, was für euch richtig übel ist. Unter den größten Schuldigen befinden sich Zucker, Salz und gesättigte Fette. Wir wissen, dass sie schlecht für den Körper sind, doch große Mengen davon sind sogar schlecht für das Gehirn. Einer Zuckerflut kann eine Adrenalinflut folgen.

Ein Kater macht auch müde, was geschickt zur nächsten Substanz überleitet, die ich entdeckte: Koffein. Auch wieder so eine bittere und dunkle Wundermedizin! Wenn Wein mich beruhigte, dann putschte Kaffee mich auf. Ich konnte nach nur vier Stunden Erholungszeit hellwach meine Vorlesungen besuchen und Aufsätze schreiben, wenn ich eigentlich schlafen sollte. Ich nahm Koffeintabletten und trank außerdem Energydrinks, wenn ich einen Push brauchte. Im Rückblick schaudert es mich – was war ich bloß für eine dumme Kuh! Ich bin sicher, dass es mehr als offensichtlich ist, aber hier einfach noch einmal zur Klarstellung: *Rote Flagge Nummer Eins*: Koffein ist ein Stimulans, das das Zentrale Nervensystem beeinflusst. *Rote Flagge Nummer Zwei*: Koffein erhöht den Adrenalinspiegel im Körper. Es ist im Grunde so, wie Öl ins Feuer zu gießen. Eine Tasse ist okay, fünf sind es nicht. Wenn ihr euch zwanzig Minuten später von einem klopfenden Herzen durchgeschüttelt wiederfindet, dann glaubt mir, das ist das Koffein.

Tipp

Alkohol und Koffein sind prima. Ich wäre eine Heuchlerin, würde ich behaupten, dass ich sie mir nicht gönne. Das Schlüsselwort, das man nie vergessen sollte, lautet Mäßigung. Es stimmt, dass Alkohol die Nerven abstumpfen lassen kann. Zu viel wird aber nur den Serotoninspiegel senken und Angstsymptome am folgenden Tag verschlimmern.

Prüfungen

Im Jahr 2015 erhielt die Online- und Telefonhotline für Kinder und Jugendliche »ChildLine« 24000 Anrufe von Teenagern, die nicht mit Prüfungsstress zurechtkamen (Adams 2015). Ich kann das nachvollziehen, und hätte ich gewusst, dass man deswegen jemanden anrufen kann, dann hätte ich das vielleicht getan!

Als ich mich bei der Uni bewarb, wurde das so dargestellt, als sei es das Wichtigste auf der Welt. Bei leicht zu beeindruckenden und sensiblen Menschen wie ich es bin, löst das eine Menge negativer Grübeleien aus. Ich musste die Universität besuchen, musste in jedem Fach exzellent abschneiden und meinen Abschluss machen. Wenn ich nur einmal irgendwo strauchelte, würde ich meinen Abschluss nicht schaffen, würde keinen Job bekommen und bettelnd auf der Straße landen. Meine Eltern wären am Boden zerstört (so etwas haben sie nie geäußert – ich nahm das einfach an) und ich wäre der Schandfleck der Familie. Das ist eine Menge Druck, den man sich da aufhalst!

Dazu fühlte ich mich auch noch von meiner Schule unter Druck gesetzt, den Abschluss zu schaffen. In Versammlungen erwähnte der Schulleiter ganz direkt die Schülerinnen und Schüler der Bestenliste. Unsere Schule sicherte sich regelmäßig einen Platz unter den ersten fünf und ermahnte uns an unsere Aufgabe, »gute Arbeit zu leisten und die Schule nicht hängenzulassen«. Ich war mir sehr bewusst, dass von mir erwartet wurde, die vorgesehenen Noten zu erreichen und wollte nicht enttäuschen. Letztlich sind Schulen in gewissem Maß ein Geschäft – nur die Terminologie ist eine andere. Verkäufer müssen bestimmte Ziele erreichen, Lehrkräfte auch. Verkäufer wollen Kunden gewinnen und Schulen bessere Schüler. Doch wo müssen wir die Grenze ziehen?

In der Universität war das Lernen ein ganz neues Schlachtfeld, völlig anders als alles, was ich je erlebt hatte. Die Wiederholung des Stoffs war schon in der Schule schwer genug, aber zumindest konnte ich auch eine Lehrkraft um Hilfe bitten, während nun von mir erwartet wurde, völlig alleine zu lernen und die Anweisungen nur aus einem Buch aus der Bibliothek kamen. Stellt euch diese Szene vor:

Dozent: Während dieses Semesters haben wir acht Themengebiete kennengelernt und die Abschlussprüfung wird aus Fragen zu zweier dieser Themengebiete bestehen. Ich empfehle Ihnen, alle acht gründlich zu wiederholen.

Ich: Haben Sie das Paper gesehen?

Dozent: Ja, natürlich.

Ich: Könnten Sie es nicht auf vielleicht vier Themengebiete einschränken? Ich bitte Sie natürlich nicht um die Fragen, doch es erscheint sinnlos, alle acht zu wiederholen, wenn nur zwei von ihnen in der Prüfung vorkommen.

Dozent: Ihre Frage überrascht mich. Jeder Akademiker würde gerne alle acht wiederholen.

Huch, offensichtlich denke ich nicht wie eine Akademikerin! Aber im Ernst: Liegt es an mir oder ist das nicht einfach nur lächerlich?

Zu dem Stress, der durch die Wiederholungen und die Aufsätze entstand, kam auch noch, dass ich Angst davor hatte, mich in Seminaren zu Wort zu melden, weil ich fürchtete, wie eine Idiotin dazustehen. Es stimmt, ich bediente mich nicht der traditionellen akademischen Sprache und stellte vielleicht auch dumme Fragen. So sagte ich also niemals ein Wort und verbrachte die meiste Zeit mit der Sorge, der Dozent könnte mich etwas fragen. In Wirklichkeit hätte ich denken sollen: »F**k it, ich zahle ein kleines Vermögen dafür, also werde ich tun und sagen, was ich will!« Doch wie immer war der Druck, mich anzupassen und ganz normal zu wirken, übermächtig. Soziale Ängste gedeihen in Umgebungen, in denen Unterschiede nicht gefördert werden.

In jeder Prüfung gute Noten zu bekommen wurde eine Notwendigkeit für mich – es war mein ganzes Leben. Ich musste beweisen, keine Idiotin zu sein, selbst wenn das bedeutete, dass ich ganze Bücher auswendig lernte! Meine Beine zitterten, wenn ich am Ende des ersten

Semesters die Treppen zum Aushangbrett mit den Noten hochstieg (nebenbei bemerkt war das eine nette Geste: Lass uns doch die Ergebnisse von allen an eine Tafel schlagen, damit sie die ganze Welt sehen kann. Wer braucht schon Privatsphäre?). Ich schnitt immer gut ab, doch die Angst und das Adrenalin verschwanden auch Tage später noch nicht. Das war kein neues Phänomen – es passierte mir bei all meinen Schulabschlussprüfungen, sowohl beim GCSE (einer Zwischenprüfung, vergleichbar mit der mittleren Reife), als auch beim A-Level (vergleichbar mit dem Abitur).

Wenn ich wieder mein jüngeres Ich sein könnte, würde ich mir selbst ein paar Ratschläge geben, welche Qualifikationen im Großen und Ganzen gesehen wirklich zählen, um damit die dahintersteckende Prüfungsangst zu mildern! Entschuldigt – das ist alles auf das System in Großbritannien zugeschnitten, doch ich hoffe, dass ihr, wenn ihr nicht dort lebt, es auf die Gegebenheiten in eurem Land übertragen könnt:

- **GCSEs:** Macht euch hier nicht zu viele Gedanken, in der Erwachsenenwelt bedeuten sie nichts. Versucht einfach, eine Drei zu erreichen – damit kommt ihr ins College.
- **A-Levels:** Das berechtigt euch für die Universität. Und das war's dann auch schon. Auch hier gilt wieder: Zielt nur auf das, was ihr wirklich braucht. Wenn ihr nicht nur Einsen kriegt, ist das auf lange Sicht auch keine große Sache.
- **Bachelor-Abschluss:** Hier wird es schon ernster – ihr zahlt nun wirklich für eure eigene Ausbildung, also setzt es nicht in den Sand. Das erste Jahr vorbeiziehen zu lassen könnt ihr euch noch leisten, aber das zweite und dritte Jahr sind entscheidend.
- **Master-Abschluss:** Hier dürft ihr wirklich keine Sch**ße bauen – das ist echt teuer!

Versucht euer Bestes, aber fahrt euch nicht selbst an die Wand. Eine Perspektive ist eine wichtige Sache. Klar, es kann schon ein, zwei Tage lang ärgerlich sein, wenn ihr nicht eine glatte Eins geschafft habt, aber in einer Woche macht das schon nichts mehr aus. Ihr solltet euer Wohlbefinden über euren Stolz stellen.

Disclaimer: Ich ermutige Studierende nicht zur Faulheit oder dazu, keine Verantwortung für Bildung zu übernehmen. Bildung ist sehr wichtig, sie ist etwas, was wir wertschätzen sollten! Doch wir sollten auch unsere Gesundheit zu schätzen wissen. Es geht – wie so oft – darum, das richtige Gleichgewicht zu finden.

Tipp

Erzählt es jemandem!

- Wenn ihr wirklich leidet und es eine Lehrkraft gibt, der ihr vertraut, dann macht einen Termin mit ihr aus, um eure Probleme anzusprechen. Vielleicht könnt ihr die Vorstellung nicht ertragen, eine Präsentation vor den anderen Studierenden zu halten? Vielleicht können alternative Arrangements getroffen werden. Oder vielleicht müsst ihr einfach nur jemandem erzählen, wie ihr euch fühlt.
- Viele Universitäten haben ausgewiesene Unterstützergruppen für Studierende mit psychischen Gesundheitsproblemen. Die Peer-to-Peer-Betreuung setzt sich allmählich im Bildungssystem durch, informiert euch darüber.

Facebook und ich

Ungefähr im Alter von achtzehn Jahren ließ ich mich auf Facebook ein (ich war ein bisschen technophob). Es war eines der besten und schlechtesten Dinge, die ich je getan habe. Zu den sozialen Medien pflege ich eine Hassliebe. Sie sind gleichzeitig wunderbar und abscheulich, informativ und vernichtend, befreiend und erdrückend. Ich erinnere mich noch an mein erstes Facebook-Profil – es war voller Informationen, die meine Persönlichkeit in keiner Weise widerspiegelten. Mich schaudert es, wenn ich daran denke, wie viele Entwürfe ich in der »Über mich«-Rubrik schrieb. In diesem Alter hatte ich nicht den leisesten Schimmer, wer ich war! Doch meinem Profil nach zu urteilen war ich im Grunde eine Figur aus einer Fernsehserie. Sie existierte nicht. Das Problem mit dem Erschaffen fiktionaler Charaktere ist, dass ihr die Realität nicht kontrollieren oder die Interaktionen anderer Menschen bewerten könnt, und das kann all eure harte Arbeit aufs Spiel setzen. Ich wurde davon besessen, mein »Online-Image« zu kontrollieren. Das Foto-Markieren war mein schlimmster Albtraum. Ich war mir sehr unsicher in Bezug auf mein Aussehen und Fotos pflegten ein Hauptgrund für Stress zu sein. Ich konnte nicht kontrollieren, wie ich aussah, und würde daher von jemandes Kamera als Geisel gehalten. Wenn der Hinweis kam »Jemand hat dich auf sechs Fotos markiert«, sank mir das Herz in die Hose. Dann klickte ich sie verzweifelt an, um mir den Schaden anzusehen und alle Abscheulichkeiten wieder zu demarkieren. All das wurzelte in meiner Besessenheit, »perfekt« sein zu müssen und natürlich bezog sich das auch auf mein Aussehen. Ich wollte wie Keira Knightley, Kate Moss oder Zooey Deschanel aussehen ... nicht wie ich selbst! Wenn man ehrlich ist, existieren auch diese Frauen nicht. Alles ist die gephotoshopte Illusion von Perfektion (aber die Schimpftirade hebe ich mir für eine andere Gelegenheit auf).

Soziale Medien

Heutzutage existiert man technisch nicht, wenn man keinen Social-Media-Account hat. Facebook, Twitter, Instagram, Snapchat, Pinterest – es gibt eine große Variationsbreite, aus der ihr wählen könnt, abhängig von euren Bedürfnissen bzw. eurem Verlangen zu Schnüffeln. Denkt mal drüber nach: Wie oft schon habt ihr nach einem potenziellen neuen Chef auf LinkedIn geschaut? (Ich war bestürzt, als ich feststellen musste, dass diese Funktion nicht anonym ist!) Den letzten Schwarm auf Facebook zu Stalken ist nahezu schon eine übliche Praxis. Oder wie viele Follower hat euer neuer Freund bei Twitter?

Dennoch, wie immer im Leben gibt es eine dunkle Seite bei solchen Portalen. Wollt ihr wirklich wissen, dass euer Ex tatsächlich nicht tot ist (wie ihr eigentlich gehofft hattet), sondern ein Supermodel datet? Oder dass ein paar Kolleginnen und Kollegen ohne euch zusammen in die Kneipe gegangen sind? Das Problem bei all dem ist der fehlende

Kontext, und ohne zuzugeben, dass ihr jemanden stalkt, werdet ihr diesen wertvollen Zusammenhang nicht bekommen. Deshalb ist es ganz normal anzunehmen, euer Ex führe das perfekte Leben und eure Kolleginnen und Kollegen würden euch hassen. Das nenne ich mal Ängste hervorrufen! Ich habe mal einen Abend damit verbracht herauszufinden, warum eine alte Kollegin mit unserer Vorgesetzten in der Kneipe war, während ich nicht eingeladen war. Es stellte sich heraus, dass beide zufällig am selben Ort waren und meine Kollegin hatte ihren Status so aktualisiert, dass er irreführend war. Ich verbrachte aber blöderweise Stunden damit, mich zu grämen. Mochte mich meine Vorgesetzte nicht? War ich langweilig? Würde ich fürs Langweiligsein gefeuert werden?!! Ignoranz kann manchmal ein Segen sein.

Ich habe noch gar nicht mit dem Beliebtheitscontest begonnen, den soziale Medien fördern. Besonders Twitter ist brutal. Wie viele Follower hast du? Ich denke, ich kann mich glücklich schätzen, wenn ich tausend erreiche – aber ich hätte gerne mehr. Ich würde außerdem lügen, wenn ich sagte, ich fühlte keinen Schmerz der Ablehnung, wenn ich jemanden verliere. Wie können sie mir »nicht folgen«? Was habe ich falsch gemacht? Ich dachte, ich wäre urkomisch!

Um einen Menschen sich hässlich fühlen zu lassen und ihm das Gefühl zu geben, sein Leben sei mangelhaft, ist Instagram das schlimmste. So sehr ich auch Beauty-Bloggerinnen mag, so muss ich doch nicht andauernd sehen, welche Berge an Gratis-Zeug sie geschickt bekommen, hübsch mit auf Eichendielen verstreuten Blumen arrangiert und mit Vintage-Filter abgelichtet.

Und wann haben wir überhaupt damit aufgehört, auf Fotos zu lächeln? Ehrlich, wann ist das passiert? Manchmal erwische ich mich selbst dabei, zu »posieren« und denke dann: »Zum Teufel auch, das ist kein roter Teppich. Ich habe Spaß mit meinen Freunden!«

Hier meine Social-Media-Richtlinien:

- Checkt Facebook nicht an einem Freitag- oder Samstagabend, wenn ihr alleine zu Hause seid und euch sch**ße fühlt. Warum solltet ihr euch das antun? Ich lege mein Smartphone dann meistens in einen anderen Raum.

- Wenn ihr einen Follower auf Twitter verliert, dann, fürchte ich, liegt es daran, dass er »einfach nicht so verliebt in dich war« – also lasst euch davon nicht stören.
- Vergewissert euch, dass Facebook auf »privat« eingestellt ist. Wir wollen doch nicht, dass euer neuer Arbeitgeber das Foto von dem Poledance-Abend sieht.
- Klickt nicht das Profil eures/eurer Ex an, besonders dann nicht, wenn ihr betrunken oder alleine seid. Schaut euch stattdessen einen Disneyfilm an! (Wir alle wissen, dass ihr es trotzdem tun werdet.) Seid einfach auf das Schlimmste gefasst und versucht euch an den Satz zu »Mangel an Kontext« zu erinnern. Die Schl**pe, um die er seinen Arm gelegt hat, könnte ein Familienmitglied sein ... unwahrscheinlich, aber möglich!
- Macht niemals Nacktfotos von euch ... Punkt. Sie werden im Netz landen. Sie werden es einfach.

Mit seelischen Verletzungen umgehen

Was vergangen ist, können wir nicht mehr ändern, also verschwendet keine Zeit damit, über Vergangenes nachzugrübeln. Ich frage mich manchmal, ob Erziehungsberechtigten ganz klar ist, wie viel Einfluss sie auf das Leben eines Kindes haben. Nicht alle Kinder sind gleich – und sollten die Unterschiede (solange das nicht bedeutet, während des Unterrichts Drogen zu nehmen) nicht wertgeschätzt, statt behindert und kritisiert werden? Die Forschung spricht sich dafür aus, das seelische Wohlergehen von Kindern ernster zu nehmen. Ich kann aber auch die Lehrkräfte verstehen ... die enorme Arbeitsbelastung, der Druck durch Schulinspektionen, die Elternabende, und nun müssen sie auch noch Zeit für psychische Gesundheit erübrigen. Es ist kein leichter Beruf und Lehrkräfte können nur mit den Mitteln arbeiten, die die Schule zur Verfügung stellt. War ich vielleicht ein übersensibles Mädchen? Ich bin sicher, dass viele Erwachsene eine höllische Schulzeit hatten und es dennoch schafften, dies beiseitezuschieben und zu vergessen. Doch leider ist nicht jeder mit der angeborenen Fähigkeit ausgestattet, so etwas mit Leichtigkeit hinzubekommen. Die weiterführende Schule war mein Trigger und jede Umgebung, die mich an die Schule erinnert, löst sofort meine Ängste aus.

Gedanken lösen automatisch emotionale Reaktionen aus. Ich zum Beispiel bin enttäuscht und traurig, wenn ich an meine Matheklasse in der Schule denke. Ich war ein »Loser und seltsam«. Jedenfalls ist es das, was mein Gehirn entschieden hat zu speichern. Das ist das Problem mit den Erinnerungen: Sie können sich verzerren. Deshalb versuche ich verzweifelt, an etwas anderes zu denken, was auf kurze Sicht zwar etwas hilft, aber nicht an der Wurzel der Erinnerung ansetzt.

Tipps

- Wenn ihr Verletzungen aus der Vergangenheit mit euch tragt, dann deckt sie auf. Wir verbringen so viel Zeit mit dem Versuch, den Schmerz zu ignorieren, wo doch manchmal der beste der Weg der Heilung der wäre, ihn loszulassen.
- Ihr könnt das für euch alleine oder mit einer Freundin, einem Freund oder einem Familienmitglied machen. Lasst das Erlebnis einfach aus eurem Gedächtnisspeicher in das kalte Tageslicht hinaus.

Übung zum Annehmen und Gehenlassen

Eines Tages schrieb ich meine Erinnerungen an eine Schulszene mit allem Drum und Dran auf: Was gesagt wurde, wie ich mich dadurch fühlte und die Reaktionen der anderen. Ich adaptierte dafür die »Gedankenmuster durchbrechen«-Übung (S. 52) der KVT, die ich in Kapitel 2 erwähnt habe. (Diese Übung ist ziemlich langwierig, versucht also, bei mir zu bleiben!)

Die Szene beschreiben

Es ist eine Mathestunde am Vormittag und ich starre träumend aus dem Fenster. Plötzlich höre ich meinen Namen rufen.

Mrs Smith: Claire!

Ich: (Drehe mich erstaunt um und sehe sie an)

Mrs Smith: Wieder am Träumen. Also, mach weiter, wie lautet die Antwort?

Ich: (Werde rot) Es tut mir leid, Mrs Smith. Ich habe die Frage nicht gehört.

Mrs Smith: Steh auf! (Sie schreit) Steh sofort auf!

Ich: (Werde noch röter, beginne zu zittern und stehe langsam auf)

Klassenkamerad: Guckt mal, sie wird ganz rot!

Restliche Klasse: (Beginnt zu lachen)

Mrs Smith: Wir warten alle. Also los, wie lautet die Antwort?

Ich: Es tut mir leid, Mrs Smith, ich habe die Frage nicht …

Mrs Smith: Du hast die Frage nicht gehört. Um ehrlich zu sein, Claire, frage ich mich manchmal, ob du deswegen so viel träumst, weil du nicht ganz helle bist.

Restliche Klasse: (Lacht noch mehr)

Mrs Smith: Setz dich wieder, du dummes Mädchen.

Die Erinnerung durchleben

Wie fühle ich mich jetzt, in der Gegenwart, angesichts dieser Szene?

- **Gefühle:** gedemütigt, ausgeliefert und erbärmlich
- **Gedanken:** Das beweist, dass ich niemals ein normales Mädchen war und es auch heute noch nicht bin. Ich bin dazu verurteilt, eine Außenseiterin mit normalen sozialen Fähigkeiten zu sein. Ich weiß nicht, warum ich überhaupt versuche, mit meinen Ängsten zurecht-

zukommen, wenn klar ist, dass sie in mir tief verwurzelt sind. Ich bin einfach nur ein Freak.

Ich denke, wir können uns darauf einigen, dass das natürlich eine emotional aufgeladene Erinnerung ist – eine 60-Sekunden-Interaktion, die fünfzehn Jahre zurückliegt und an der mein Hirn noch immer klebt.

Als ich diese Übung machte, nahm ich mir selbst zwei volle Minuten, um diese Erinnerung ganz zu durchleben und den Gefühlen die Gelegenheit zu geben, mich völlig zu überschwemmen. Es war unangenehm, fühlte sich aber auch befreiend an. Statt die Gefühle zu bekämpfen, nahm ich sie letztendlich an.

Denkfehler erkennen und hinterfragen

Als nächstes identifizierte ich die Denkfehler und zweifelte die negativen Gedanken an:

- »Das beweist, dass ich niemals ein normales Mädchen war und auch heute noch kein normaler Mensch bin.« → Das ist typisches *Schwarzweißdenken*. Überhaupt: Wie lautet die Definition für ein »normaler Mensch«? Ich breche nicht das Gesetz, ich habe eine glückliche Familie, einen guten Job und Freundinnen und Freunde. Was ist daran nicht normal?
- »Ich weiß nicht, warum ich überhaupt versuche, mit meinen Ängsten zurechtzukommen, wenn klar ist, dass sie tief in mir verwurzelt sind. Ich bin einfach nur ein Freak.« → Mag sein, dass ich die Erinnerung zu sehr personalisiere. Ja, es war zum Verzweifeln, und ja, Mrs Smith hätte nicht auf diese Weise mit mir reden sollen. Aber vielleicht war sie müde oder hatte schlechte Laune und ließ es zufällig an mir aus. Das ist nicht das kleinste Bisschen eines Beweises dafür, dass ich ein Freak bin. Ich hatte einfach Pech. Ich hatte eine Menge Freundinnen, die mich nach diesem Erlebnis trösteten und bestätigten, dass ich schikaniert wurde. Es sagt nichts über mich früher oder heute aus. Es war einfach nur ein Sch**ßtag.

Wie schon gesagt, klingt diese Übung langwierig, aber wenn ihr erstmal den Dreh raushabt, ist es einfach. Ich habe fast zwei Stunden damit verbracht, alles aufzuschreiben, was mir in der weiterführenden Schule an schrecklichen Dingen widerfahren ist. Ich schrieb grausame Namen, die man mir gab, Situationen, in denen ich von Freudinnen hintergangen wurde und unfaire Bestrafungen durch Lehrkräfte auf. Ich ließ alles raus und ließ mich diesen Schmerz durchleben, denn das war ich diesem Mädchen schuldig, und dann sprach ich laut aus (insgeheim): »F**k it. Ich bin heute ein anderer Mensch und akzeptiere, wie ich bin.« Es ist fast so etwas wie ein Exorzismus. Spürt den Schmerz, nehmt ihn an und dann lasst ihn gehen.

Warum also nicht mal ausprobieren, wenn ihr die Zeit habt? Denkt intensiv an die emotional belasteten Erinnerungen und erkundet sie.

Denkt dabei an folgende fünf Schritte:

1. Schreibt die komplette Szene auf.
2. Wie fühlt ihr euch dadurch und welche Gedanken kommen in euch hoch?
3. Spürt das zwei Minuten lang.
4. Pickt die Kerngedanken heraus und stellt sie mithilfe der KVT-Übung infrage.
5. Lasst sie gehen. (Hört euch den Song *Let it go* aus dem Disneyfilm *Frozen* an, falls es hilft.)

Kapitel 4 – Mein großer Zusammenbruch

Junge Berufsanfängerinnen und Berufsanfänger sind heute einer Menge Druck ausgesetzt, schon in jungen Jahren viel zu erreichen. Ihr müsst euch nur mal die derzeitigen Role Models ansehen: die Kardashians, die Stars von Reality-TV-Shows und selbst Beauty- und Mode-Bloggerinnen wie Zoella und Tavi Gevinson (sie begann damit im Alter von zwölf … als ich noch Roald Dahl las und ausprobierte, wie viele Schokokugeln in meinen Mund passen!).

Statt darüber nachzudenken, was wir wollen und was uns glücklich macht, verbringen wir eine Menge Zeit damit, uns darauf zu fixieren, was wir tun »sollten«. Ich katapultierte mich selbst in einen Nervenzusammenbruch hinein, indem ich mir unzählige Aufgaben stellte und Deadlines setzte.

Ich hatte schon immer eine zwanghafte Angst vor dem Diktat der Mittelmäßigkeit. Zwar dachte ich nie, ich sei besser als jeder andere (sondern genau das Gegenteil), aber ich wollte »Dinge mit meinem Leben tun« und etwas erreichen. »Erfolgreich« zu sein war für mich enorm wichtig, obwohl ich mich nie fragte, warum eigentlich. Die meiste Zeit über steckte ich meinen Kopf in Bücher und war damit zu einer Träumerin bestimmt. Außerdem war ich schnell gelangweilt (das ist noch immer so), sodass ich ständig auf der Suche nach neuen Stimulationen für mein Gehirn war.

Als Teenager stellte ich schnell fest, dass ich an den Standards der herrschenden Kultur gemessen weder ausreichend schön noch reich oder mit musikalischen Fähigkeiten gesegnet war, um das gewisse Etwas zu haben. Also musste ich mich auf mein Gehirn verlassen, um meinen Platz zu finden. Es ist nicht so, dass ich meine Heimatstadt nicht lieben würde – ich vermisse sie noch immer – ich wusste einfach nur, dass ich etwas anderes wollte.

Ich fing an, von mir selbst frustriert zu sein. Warum konnte ich nicht mit dem, was ich hatte, zufrieden sein? Ich lasse es euch wissen, wenn ich es rausgefunden habe.

Es wäre untertrieben zu sagen, ich hatte einen strengen Plan, den ich einhalten musste. Ich bin eine Perfektionistin und steigere mich in die Dinge hinein! Lehrkräfte nannten mich gerne »übergewissenhaft«. Sie hatten nicht die leiseste Sch**ß-Ahnung! Es begann, als ich etwa 14 war. Ich war unglücklich mit meinem Aussehen und stach auch durch meine Persönlichkeit nicht hervor. Doch dann wurde uns die Idee eingeimpft, dass man nur hart genug arbeiten müsse und so *alles* erreichen könne. Ich erinnere mich an ein Zitat des Autors und Motivationsredners Jim Rohn (2014): »Wenn du etwas wirklich tun willst, dann wirst du einen Weg finden.« Ich weiß nicht genau, wie es mir heute beim Gedanken an diese Zeit geht. Gehört zu dieser Aussage, so berühmt wie Justin Bieber zu werden oder der nächste Eroberer von China zu sein? Für mich als Teenager wurde das jedenfalls die treibende Kraft.

Ich setzte mich selbst unter enormen Druck, um gut in der Schule, im College und dann in der Uni zu sein. Ich musste mir und der Welt beweisen, dass ich keine Idiotin war und dass ich erfolgreich sein konnte. Doch es zeigte sich, dass es nahezu aussichtslos ist, sich selbst beeindrucken zu wollen (es ist noch immer ein Work in Progress).

Ich mache meinen Master

Während ich meinen Master im Verlagswesen machte, hatte ich einen Vollzeitjob, den ich absolut *hasste*. Ich war Rezeptionistin bei einem Rechtsanwalt in der Stadt, bei dem die Atmosphäre geradezu toxisch war und wo rund um die Uhr von einer endlosen Parade wütender Menschen in Anzügen herumgeschrien wurde. Es war in vieler Hinsicht eine Fortführung der schulischen Verhältnisse, denn der Umgang war ebenso schlimm. »Claire, wo sind meine Sch**ß-Autoschlüssel?«, schrie mich einer der Anzüge an. Ich wuselte in seinem Büro wie ein Eichhörnchen, das in einem Treteimer steckt, herum, um seine besch***enen Autoschlüssel zu finden. Bis er dann zehn Minuten später wie selbstverständlich mit den Schlüsseln in der Hand wieder auftauchte. Er hatte sie in der Toilette liegengelassen.

Doch die Bezahlung war gut und ich brauchte das Geld für meinen Abschluss. Außerdem gab es da eine echt raffinierte Kaffeemaschine und manchmal sogar Sandwiches umsonst! Also machte ich weiterhin gute Miene zum bösen Spiel und erschien jeden Tag aufs Neue. Sie würden mich nicht unterkriegen (das würde ich schließlich schon selbst erledigen).

Ich war die Einzige in meinem Masterkurs, die während des Studiums einen Job hatte. Das schiere Arbeitspensum zwang mich, nach einer Schicht noch am Abend oder am Wochenende Aufsätze zu schreiben. Im Rückblick war es geradezu irre – ich hätte den Abschluss in Teilzeit machen sollen. Aber ich bin ungeduldig, ich tendiere dazu, die Dinge schon gestern gehabt haben zu wollen, koste es, was es wolle.

Meinen Jahresurlaub nutze ich dazu, ein Praktikum zu absolvieren. Genau, kein Sonnen-Urlaub für mich! Ich sage das nicht mit Überheblichkeit oder Stolz – rückblickend beurteilt denke ich, dass ich eine Idiotin war! Welcher Irre würde sich dieser riesigen Belastung aussetzen? Und wofür?

In dieser Zeit trennte ich mich auch nach vier Jahren Beziehung von meinem Freund. Meine erste Liebeserfahrung. Er war in einer Band, die auf dem besten Weg dazu war, berühmt zu werden. (Oh mein Gott, sie waren sch**ße. Aber ich stand bei Gigs immer Backstage und fühlte mich cool … selbst, wenn es nur im örtlichen Jugendzentrum war!) Wir trennten uns, weil er mich betrog – zweimal. Ich hätte es vielleicht schon früher beenden sollen. Tief im Innersten wusste ich, dass er nicht gut für mich war, aber das ignorierte ich. Wisst ihr, der Säugetierteil des Gehirns tendiert zu Sturheit, wenn es um Kontrolle geht. Ich erinnere mich an die Nacht, in der wir uns endgültig trennten. Es war vier Uhr und ich sprang kurz ins Erdgeschoss, um ein Glas Wasser zu holen. Beim Checken meines Smartphones stellte ich über Facebook fest, dass er es schon wieder getan hatte (der Klassiker). Also warf ich ihn für alle Zeiten aus meinem Leben. Zwei Wochen später kletterte er im Versuch, mich zurückzugewinnen, besoffen mit ein paar Blumen, die vermutlich aus dem Garten stammten, auf das Dach (was überraschenderweise nicht klappte).

Als die Abgabe meiner Masterarbeit fällig wurde, hatte ich über sechs Kilo an Gewicht verloren und sah todkrank aus. In der Nacht vor dem Abgabetermin wankte ich ins Schlafzimmer meiner Eltern und verkündete: »Wenn ihr mir nicht helft, dann werde ich meinen Kopf durch den Computermonitor deppern müssen.« Mein Vater musste sich am nächsten Tag freinehmen, um mich zur Uni zu fahren. Ich hatte seit 48 Stunden nicht geschlafen und konnte kaum noch klar denken, geschweige denn ein Auto steuern!

Danach erwischte mich eine schreckliche Erkältung und ich lag eine Woche im Bett. Die meisten Menschen gehen raus und feiern, wenn sie die Masterarbeit abgegeben haben. Ich erinnere mich noch, wie ich ins Bett gekrochen bin und von Kopf bis Fuß zitterte – ich vibrierte förmlich. Meine Nerven waren völlig am Ende, ich schlief andauernd und fühlte mich sehr schwach. Das war das erste Mal, dass ich zu weit gegangen war. Es hätte mir eine Lehre sein sollen – eine, die ich wünschte, damals akzeptiert zu haben. Aber ich bin nicht besonders lernfähig, wenn es um mein eigenes Wohlbefinden geht.

Etwa zu dieser Zeit bekam ich einen gutartigen Tremor in meinen Händen. Zuerst dachte ist, Hunger oder zu viel Koffein seien der Auslöser, doch es schien nie aufzuhören. Mit Sicherheit kann ich es nicht sagen, aber ich denke, ich habe mein Nervensystem in dieser Master-Zeit zu sehr strapaziert und das waren die dauerhaften Folgen. Den Tremor habe ich immer noch – er ist etwas, mit dem ich einfach lebe. Bittet mich bloß nicht, euch ein Glas Wein einzuschenken, es sei denn, ihr hätten ihn gern auf dem Schoß!

Im Nachhinein weiß ich, dass ich zu viel Cortisol produziert habe und daraufhin einen Burn-out hatte. (Wenn das jetzt nicht der sexieste Ausdruck ist, den ihr je gehört habt, dann weiß ich auch nicht weiter!) Genauso, wie Adrenalin in Stresssituationen ausgeschüttet wird, so steigen auch die Cortisolspiegel.

Fawn Hansen schreibt auf ihrer Website (siehe Anhang, S. 149) über Nebennierenschwäche und berichtet über das Gefühl »wired but tired«, also »aufgedreht, aber müde« zu sein, was *perfekt* zusammenfasst, wie ich mich bei einer Panikattacke oder wenn ich sehr ängstlich bin fühle. Ich konnte das sehr lange nicht in Worte fassen, weil ich es nicht verstand. Wie konnte ich gleichzeitig innerlich so »sirren« und erschöpft sein? Tja, das ist, weil das Cortisol die DHEA-(Dehydroepiandrosteron-)Hormone im Körper durchschmort. Ich werde den Medizinkram kurzhalten, aber so viel: DHEA ist das Sexualhormon. Für Frauen ist es also Östrogen, für Männer sind es die Androgene. Wir brauchen DHEA, um normal und gesund zu funktionieren. Es hält unsere Stimmung und unsere Energielevel stabil und unser Immunsystem stark. Zu viel Cortisol führt auf die gleiche Weise wie Serotonin zu einem Abbau von DHEA.

Trotzdem könnte man erwidern, dass all der Stress sich letztlich auszahlte, weil ich meinen tollen Job in London bekam. Ich kann noch immer die Unterhaltung mit der Personalerin abrufen. Ich war im Supermarkt, um Blumen für meine beste Freundin zu kaufen.

Personalerin des Verlags: Hi Claire. Ich rufe Sie wegen des Vorstellungsgesprächs am Dienstag an.

Ich: Hallo, okay, toll. (Denke: »Spuck's schon aus, Frau, das ist keine Gameshow.«)

Personalerin des Verlags: Was meinen Sie, wie es für Sie gelaufen ist?

Ich: (Denke: »Mach schon und sag's mir!«) Ähm, ich hoffe, es lief gut.

Personalerin des Verlags: Also, ich freue mich, Ihnen sagen zu können, dass wir Ihnen den Job anbieten möchten.

Was danach geschah, ist ein bisschen verschwommen. Ich weiß noch, dass ich versuchte, die Frau im Pizzaladen zu umarmen, aber sie wollte nicht und blockte ab.

Das war das Tollste, was mir jemals passiert ist (mit Ausnahme meiner Entdeckung von Trockenshampoo). Ich hatte letztlich etwas Erstrebenswertes erreicht, etwas, was mich bestätigen würde. Und das

Wichtigste: Das bewies, dass ich meine Angst bekämpft hatte. Jetzt, wo ich mein Ziel erreicht hatte, würde doch sicherlich alles verschwinden? So kannte ich es aus Filmen: Ich würde wegziehen und ein völlig neuer Mensch werden, eine bessere Version meiner selbst. Ich würde mir eine neue Garderobe zulegen und mich wie ein Schmetterling entpuppen. Ich wäre weit weg von den belastenden Erfahrungen meiner Teenagerjahre. Ich könnte alles hinter mir lassen. Vor den eigenen Problemen weglaufen hilft ja immer, stimmt's?

Vier Wochen später zog ich nach London in ein Haus mit zwei anderen junge Frauen. Mir ging es solange gut, bis mich meine Mutter zum Abschied umarmte. Da traf es mich wie ein Schlag in die Magengrube. Ich hatte gerade mein Zuhause verlassen. Sch**ße. Wie um alles in der Welt sollte ich das alleine schaffen?

Die neuen Mitbewohnerinnen und eine Flasche Sekt halfen mir über die erste Nacht. Die Mädels waren sehr nett zu mir. Aber was hätten sie gegen das schluchzende Mädchen ausrichten können, das im Haus herumläuft und klagt: »Oh mein Gott, was habe ich getan? Bin ich sch**ß-geistesgestört?«

Bolton –139 000 Einwohner, London – 8,5 Millionen Einwohner. Wie groß konnte der Unterschied schon sein? Nun, abgesehen von Verkehrsmitteln, Tempo, Menschen, Größe und allgemeinen Lebenshaltungskosten war alles prima. Ich werde nie vergessen, wie ich reagierte, als ich herausfand, wieviel meine Wochenkarte für die Öffentlichen Verkehrsmittel kosten sollte (jede Menge Flüche, die ich hier nicht auflisten will).

Und doch lebte ich einen Traum. Ich arbeitete in meinem »idealen« Job, Herrgott nochmal, und die Adresse des Verlagsgebäudes war »Strand«. Das ist wie der rote Bereich auf dem Monopoly-Spielbrett! Das nenne ich erstklassig! Alle von Zuhause waren so stolz auf mich und trotz des Traumas, in eine neue Stadt zu ziehen, war ich gespannt und fühlte mich lebendig. Wie ich schon in der Einleitung erwähnt habe, hatte ich jeden Morgen einen hippen Kaffee und irgendwann begann ich auch, die *Financial Times* zu kaufen (schauderhaft … ich verstand kein einziges Wort davon.) Aber es fühlte sich gut an, so zu tun, als läse ich wie eine Erwachsene in meiner Mittagspause darin!

Der erste Monat in meinem Job flog nur so vorbei. Alle schienen nett zu sein und ich bewältigte meine Arbeit, kein Problem. Als Bücherliebhaberin kam ich mir vor wie ein Kind im Süßigkeitenladen! So viele neue Dinge zu lesen! Meine direkte Vorgesetzte war auch ganz reizend zu mir, eine große Erleichterung. Ich war noch nie mit einem so geduldigen und hilfsbereiten Menschen am Arbeitsplatz zusammen. Sie stieß sich auch nicht an meinem seltsamen Sinn für Humor, was ein super Bonus war. Ich hatte bis dahin noch keine Freunde gefunden, mit Ausnahme der jungen Frau, die gleichzeitig mit mir angefangen hatte, aber das würde mit der Zeit sicherlich noch kommen.

Fünf Monate vorgespult und die Dinge begannen sich zu verändern. Ich stellte fest, dass es im Büro Cliquenbildung gab und ein erbitterter Konkurrenzkampf herrschte. Bei einer Veranstaltung sagte eine betrunkene Angestellte zu mir: »Wenn du hier aufsteigen willst, musst du laut sein und dir Gehör verschaffen.« Das sieht nach einem akzeptablen Prozess aus. Nur, dass man sich kein Gehör verschaffen kann, wenn einen niemand sehen kann. Die Möglichkeiten, mit höhergestellten Abteilungsmitgliedern zu verkehren oder zumindest zu netzwerken, waren für meine Abteilung nur eingeschränkt möglich. Wir wurden nicht vorgestellt, weil ... nun, das Netzwerken mit uns hatte keine Priorität. Wir hatten nichts in Sachen Weiterentwicklung anzubieten und wir arbeiteten nicht direkt mit den Autorinnen und Autoren. Was ich, ehrlich gesagt, auch verstehen konnte. Jeder hat nur begrenzt Zeit.

Es schien, als sei der einzige Weg weiterzukommen der, eine offensive Socializerin zu werden. Offensiv im Sinne von dreist genug, einfach in eine Gruppe hineinzuplatzen und sich ohne Angst vor Zurückweisung vorzustellen. Eine andere Möglichkeit wäre die, an jeder nur möglichen Veranstaltung teilzunehmen und unter den letzten zu sein, die noch blieben. Die Vorgesetzten verschiedener Teams blieben in der Regel lange, sodass dies eine gute Möglichkeit war, sich als »lustiger« Mensch bekannt zu machen. Ich schaffte das zweimal und beim zweiten Mal war ich so betrunken, dass ich an der Zigarette einer Vorgesetzten zog. (Sie bot mir das noch nicht einmal an, ich streckte mich einfach nur danach, weil ich das für eine echt coole Sache hielt. Außerdem rauche ich nicht.) Ich wäre vielleicht sogar damit wegspaziert, wenn ich nicht einen Hustenanfall bekommen hätte. Direkt danach versuchte ich, einen Rikschafahrer dazu zu bringen, mich zurück nach Nord-London zu fahren. Natürlich lehnte er das ab.

Am nächsten Tag wachte ich mit dem Gesicht nach unten auf der Treppe auf – bis auf meine Schuhe, die irgendwie im Waschbecken gelandet waren, komplett bekleidet und mit dem Wunsch, tot zu sein. Keine noch so große Menge Bacon oder zuckerhaltiger Getränke konnten mich wiederherstellen.

Diese Art zu arbeiten war mir fremd. Ich konnte mich nicht mehr alleine auf mein Gehirn verlassen, ich musste auch meine Persönlichkeit ins Spiel bringen. Nur leider ... *habe ich eine Sozialphobie* und kann nicht jede Nacht bis drei Uhr wach bleiben, wenn ich am nächsten Morgen um neun bei der Arbeit sein muss. Alkohol beeinflusst meinen Serotoninspiegel (was mir zu dieser Zeit noch nicht klar war) und ich könnte meinen Job nicht ordentlich machen, wenn ich einen Kater hatte und mich völlig am Ende fühlte.

Wie es so meine Art ist, schob ich den Mangel an Erfolg im Netzwerken komplett auf mich. Es war einfach etwas falsch mit mir. Ich war das Problem. Ich war seltsam, still und langweilig, deshalb würde ich natürlich nie in den wichtigen Kreisen akzeptiert werden. Der ganze Kampf aus der Schule und der Universität kam wieder hoch.

Ich begann zaghaft mit der Selbstanalyse. Ich legte meinen nordenglischen Akzent ab, um mehr wie alle anderen zu klingen, und bemühte mich, permanent zu lächeln. Dennoch spulte ich innerhalb von Wochen Konversationen aus Meetings oder zufälligen Begegnungen immer wieder im Kopf ab und zerpflückte sie in Einzelteile. Ich wiederholte einfach alles: den Dialog, die Mimik und sogar den Klang der Stimme. Und nichts davon war frei von Kritik.

Noch immer war ich dazu entschlossen, mich davon nicht bremsen zu lassen. Ich würde meine Ängste nicht wieder hochkommen lassen. (Ich hatte ja keine Ahnung … ich war sie nie losgeworden.)

Ich begann mit einer aktiven Herangehensweise. Ich las eine Menge Bücher über Selbstvertrauen und das Netzwerken (grässlich). Sicher, dass ich so werden konnte wie die Menschen, die mich umgaben? Ich konnte es forcieren (weil das doch so gesund ist). Zunächst einmal bräuchte ich einen Plan – etwas, auf das ich mich fokussieren und auf das ich hinarbeiten konnte. Ich war extrem an E-Books interessiert, was auch die Basis meiner Masterarbeit gewesen war. Deshalb dachte ich, die Digitalabteilung wäre ein guter nächster Schritt.

Mein Blick auf den Aufstieg im Unternehmen änderte sich plötzlich von organisch zu obsessiv und ich nahm ihn in ähnlicher Weise in Angriff wie meinen Abschluss. Es wurde alles vereinnahmend. Ich verschlang die neuesten Nachrichten über digitale Entwicklungen, lernte den Jargon und merkte mir praktisch alle Bestseller-Titel.

Einen Monat später hatte ich die Gelegenheit, mich einem der damaligen Chefs vorzustellen. Ich hatte meine Hausaufgaben gemacht und pirschte mich auf einer Party an ihn heran. Dabei tat ich mein Bestes, souverän zu wirken und ihn mit meinen Kenntnissen zu beeindrucken und dachte auch, es gut hingekriegt zu haben. Doch dann unterbrach er mich mitten im Satz und sagte: »Wow, scharfe Unterhaltung, Claire. Ich vermute, es gibt keinen Mann in deinem Leben.« Dann verschwand er abrupt von der Bildfläche und alle in der Gruppe lachten peinlich berührt.

Vielleicht hätte ein robusterer Mensch diesen Kommentar einfach beiseite gewischt und nicht persönlich genommen, aber ich lief dunkelrot an und verdünnisierte mich aufs Klo, um ein bisschen zu weinen. Ich fühlte mich absolut gedemütigt. Das war der Beweis: Ich war ein Freak, der nicht dazugehörte.

Rückblickend gesehen hatte ich mich zu weit vorgewagt und hatte unrealistische Erwartungen. Die Quittung war, dass ich mich schämte und schonungslos selbst kritisierte, statt über meine Leistung erfreut zu sein. Ich hätte eigentlich stolz sein müssen – ich hatte meine Komfortzone verlassen, was wirklich mutig war. Aber ich empfand nur das Negative. Nach diesem und ein paar weiteren unglücklichen Ereignissen fiel ich in ein Loch der Verzweiflung und Verbitterung. Ich hasste alle um mich herum (wieder nicht gesund) und zog mich in mich selbst zurück.

Vorstellungsgesprächskatastrophe

Ich sah eine Chance in einem anderen Bereich des Unternehmens und bewarb mich auf konventionelle Weise um die Stelle. Zu meiner Überraschung wurde ich zum Vorstellungsgespräch eingeladen! Also tat ich, was jede besessene junge Erwachsene tun würde. Ich erstellte eine Liste mit *jeder* nur erdenklichen Frage, die vielleicht gestellt werden könnte und studierte die Antworten wie eine Schauspielerin ein. Meine letzte Zählung ergab 33 Fragen! Ich hatte also nicht nur mit dem Druck des Vorstellungsgesprächs selbst zu tun, sondern auch mit dem Druck, 33 einzelne und langwierige Antworten zu lernen. Wenn ich einen einzigen Satz falsch beantwortete, musste ich von vorne anfangen – es gab keinen Raum für Kompromisse. Wenn ich jetzt daran denke, schaudert es mich. Ich war nicht ich selbst, ich zwang mich dazu, genau so zu sein, wie sie mich haben wollten. Ich war ein Roboter, der die Aufgabe auf genau dieselbe Weise angehen wollte wie die Ausbildung. Ich muss härter arbeiten … ich muss perfekt sein. An den folgenden Tagen stand ich um fünf Uhr morgens auf, um zu üben. *Alarmstufe Rot!*

In der Nacht vor dem Termin begann ich, ein paar sonderbare und erschreckende Symptome wahrzunehmen. Ich hatte schon vorher Herzrasen gehabt, aber diesmal war es anders. Ich fühlte mich benebelt und schwebend, doch gleichzeitig waren meine Glieder schwer. Jedes Mal, wenn ich versuchte, mich vorzubereiten, wurde mein Mund trocken und mein Magen verknotete sich. Ein übermächtiges Gefühl des Schreckens und Grauens begann aus einem tiefen Loch in mir hervorzusteigen, etwas, von dem ich wusste, dass ich es nicht hätte stören dürfen. Ich hatte ein Monster erweckt.

Nach knapp fünf Stunden Schlaf ging/taumelte ich zur Arbeit. Als ich mich auf den Sitz in der U-Bahn krallte, empfand ich einen heftigen Kontrast zwischen dem Gefühl der Schwere und der Schwäche gleichzeitig. Ich begann, mich wirklich zu fürchten, aber ich drückte mich weiter auf den Sitz und zwang mich, es zu ignorieren. »Du musst einfach nur das Vorstellungsgespräch durchstehen.« Als ich bei der Arbeit ankam, war mein Magen (vorher noch verknotet) nun das genaue Gegenteil. In anderen Worten: Ich fürchtete, mich einzusch**ßen – nicht gerade die beste Art, in den Tag zu starten. In den nächsten beiden Stunden stattete ich den Toiletten sehr viele Besuche ab.

Um meine Nerven zu beruhigen, beschloss ich in meiner unendlichen Weisheit, ein Minifläschchen Wodka zu trinken – ehrlich, ich glaube, blöder geht es nicht! Es sei denn, ich hätte mich nicht zu einem vorherigen Fallschirmsprung entschieden oder zum Jonglieren mit Handgranaten (was ich nicht tat).

Als die Zeit reif war, machte ich mich zum Besprechungsraum der Personalabteilung auf. Ich hoffe, dass ich in einer geraden Linie gelaufen bin, aber wer weiß? Ein seltsamer Nebel breitete sich beim Bewegen um meine Augen herum aus – es war grau und vereinzelt blitzten Lichter. Spätestens an diesem Punkt würden die meisten Menschen akzeptieren, dass die Sch**ße am Dampfen ist, ich aber nicht. Ich liebe das Land des Leugnens – ich bin ganz hin und weg vom Land des Leugnens.

Ich kam fünf Minuten zu früh an und meine Gesprächspartner waren zu spät (super). So saß ich in dem Raum und hütete höflich ein Glas Wasser (tatsächlich kippte ich es in zwei Schlucken hinunter), »Du kannst das. Reiß dich zusammen, dir geht's gut«, redete ich mir ein.

Dann geschah es … es ging so schnell, es passierte einfach. Wie wenn man ein Bein gestellt bekommt oder die Treppe runterstürzt konnte ich es kommen sehen, war aber zu kraftlos, um etwas zu tun. Ich hatte ein Gefühl im Kopf … ich kann es nur so beschreiben wie eine warme Welle oder einen Stromfluss. Heute weiß ich, dass es ein massiver Adrenalinstoß war. Er breitete sich meine Arme hinunter aus und ging durch meine Brust. Als er mein Herz erreichte, war alles »explodiert«.

Mein Herz schlug so kräftig, dass der Klang ohrenbetäubend war. Ich konnte nicht mehr Atem holen, meine Glieder waren so schwer, dass ich sie kaum heben konnte und ich brach in Schweiß aus. Ich glaube, ich habe in meinem ganzen Leben noch nicht so viel Angst gehabt. Das, Ladies und Gentlemen, war meine erste offizielle Panikattacke. Die direkte Wirkung war folgenschwer. Mir waren das Vorstellungsgespräch und selbst mein Job völlig egal. Mir war alles egal. Alles, was ich wusste, war, dass ich diesen Raum verlassen musste, *jetzt*.

Ich öffnete die Glastür mit einem Ruck und ging zur Personalassistentin und meinen Gesprächspartnern (die praktischerweise genau in diesem Moment beschlossen hatten, zu erscheinen). »Ich habe den Norovirus und muss unverzüglich gehen!«, sagte ich wirklich wie eine Figur von Jane Austen. Ihr könnt nicht behaupten, ich hätte keine Klasse, selbst dann, wenn ich mir in die Hose sch**ße!

Sagen wir, ich verließ das Gebäude danach sehr schnell. (Tatsächlich verließ ich London kurz darauf und ging wieder zurück in mein Elternhaus. Ich weinte auch … sehr viel. »Du hast es endlich geschafft«, dachte ich, »du hast dein Leben ruiniert.«) Es gibt noch eine Menge Kleinigkeiten, die ich hier anführen könnte, aber um es kurz zu machen: Mittlerweile lebte ich mit meinem derzeitigen und geliebten Freund Dan zusammen. An diesem Abend rannte ich schluchzend und weinend im Wohnzimmer umher. Ich rief den Nationalen Gesundheitsdienst an und sagte, dass ich es »verkackt hätte« und sie einen Krankenwagen schicken müssten. Taten sie nicht. David, der Mann am anderen Ende der Leitung, schlug vor, ein heißes Bad zu nehmen. Darauf schlug ich höflich vor, er solle sich »verpissen und einen Krankenwagen schicken«. Sie taten es noch immer nicht. An dieser Stelle begann ich, mich auf dem Boden zu wälzen, das schien mir eine gute Idee zu sein. Dan war erschüttert – der Ärmste – er hatte noch nie etwas Derartiges gesehen. Zum Schluss fanden wir eine Flasche Champagner, die von Weihnachten übrig war (klingt nach Rock 'n' Roll, war es aber nicht). Es war spät am Abend und es war der einzige Alkohol, den wir dahatten. Also trank ich eine ganze Flasche warmen Schampus, bis ich schläfrig wurde. Oh, und all das passierte am Geburtstag meines Vaters. Und ich war alles andere als voll dabei.

Hilfe bekommen

Als ich wieder in meinem Elternhaus war, war mir zwar klar, dass ich einen Termin bei meiner Ärztin machen musste, aber ich wollte das nicht. Die Vorstellung, beschreiben zu müssen, was in meinem Gehirn vor sich gegangen war, war unmöglich. Ich rechnete auch nicht damit, ernst genommen zu werden. Doch mit ein paar sanften Ermutigungen meiner Mutter (die auch den Termin machte und mich durch die Tür zerrte) ging ich hin.

Ich möchte nicht lügen und behaupten, dass das ein tolles Erlebnis war (zum Beispiel, weil die Ärztin mir übers Haar strich und sagte, es würde alles wieder gut werden, dann ihren Zauberstab schwang und ich geheilt war). Tatsächlich war es genau das Gegenteil. Sie verhielt sich auf eine unpersönliche und fast roboterhafte Art. Ich beschrieb in einer denkwürdigen Szene, welches Gefühl eine Panikattacke in mir auslöst, während ich wie ein Kind schluchzte. Nach einer Pause fragte sie einfach: »Hast du es mit Kamillentee versucht?« »Gute Frau, willst du mich etwa verarschen? Ich gehe hier praktisch Wände hoch. Ich glaube nicht, dass Kräutertee die Antwort ist.« Ich hatte das Gefühl, dass sie es einfach nicht verstand und das fand ich sehr frustrierend.

Trotz dieses zähen Starts stellte es sich dann als lebensverändernder Termin heraus. Meine Ärztin schrieb mich krank, verschrieb mir Medikamente und zum ersten Mal hatte ich eine professionelle Diagnose, die bewies, dass es nicht »einfach nur in meinem Kopf war«. Ich hatte eine Erkrankung.

Ich möchte hier die Gelegenheit ergreifen, eine Lanze für Allgemeinmedizinerinnen und -mediziner zu brechen, obwohl ich selbst meinen Anteil an negativen Erfahrungen gemacht habe. Es ist leicht, sie als kalt und gefühllos zu verurteilen. Ich weiß, dass ich das erst auch getan habe. Doch sie haben durchschnittlich für jeden Patienten zehn Minuten Zeit. Ihr Job ist es, das Problem zu benennen und nicht, Tee und Sympathie anzubieten (auch, wenn sie gelegentlich Kräutertee vorschlagen mögen). Seid also nicht verzagt, wenn sie nicht einfühlsam sind – das heißt nicht, dass sie nicht helfen möchten. Versucht, es euch auf diese Weise vorzustellen: Mechaniker bringen einem kaputten Auto auch keine Sympathie entgegen – sie reparieren es einfach. Ich denke schon, dass es in diesem Bereich Platz für Verbesserungen gibt, da psychische Gesundheitsprobleme ein gewisses Maß an Verständnis benötigen. Eine schlechte Erfahrung mit einer Medizinerin oder einem Mediziner kann Menschen daran hindern, zukünftig Hilfe zu suchen.

Ich erinnere mich an das eine Mal, als ich einen Arzttermin verpasste, weil meine Ängste gerade so stark waren, dass ich den Gedanken nicht ertrug, mit öffentlichen Verkehrsmitteln unterwegs zu sein. Als ich in der Praxis anrief, hieß es: »Sie sollten sich wirklich mehr Mühe geben, Claire, wenn Sie wollen, dass Ihnen geholfen wird.« Was zur Hölle…! Meinen Sie das ernst? Ich bin schon zweimal aus dem Haus gegangen und habe wieder kehrtgemacht, weil ich Panikattacken bekam. »Sich mehr Mühe geben?« Können Sie sich vorstellen, das zu einem Querschnittsgelähmten zu sagen? »Gehen Sie ohne Rollstuhl in die Praxis, andernfalls werden wir Ihnen nicht helfen.« Das ist jetzt ein passendes Beispiel für »psychisch«, wenn ihr mich fragt. Dennoch, so sehr ich auch eine Ärztin oder einen Arzt lieben würde, die oder der mich auf emotionaler Ebene tröstet (und ich bin sicher, dass es da draußen Ärztinnen und Ärzte gibt, die das ihren Patientinnen und Patienten bieten), so ist es mir doch lieber, dass sie das Problem anpacken.

An diesem Abend beschloss ich, bei Google »Sozialphobie« einzutippen (und darauf zu warten, dass der Begriff »Freak« auf dem Bildschirm erschien). Zu meiner Überraschung poppte eine der Websites auf, die mich auf den Weg der Genesung führten: Anxiety UK. Als ich mir die Inhalte durchlas, war ich erstaunt und sehr berührt. Es zeigte sich, dass ich nicht der einzige Spinner auf der Welt war – es gibt eine ganze Armee von uns, eine ruhmreiche Armee!

Wir bieten Unterstützung und Hilfe an, wenn bei Ihnen eine Angststörung diagnostiziert wurde oder der Verdacht darauf besteht. Wir können Ihnen auch dabei helfen, spezielle Phobien zu behandeln, wie die Angst vor Spinnen, Erröten, Übergeben, Alleinsein, Sprechen in der

Öffentlichkeit, Höhe – tatsächlich bei allen Ängsten, die Sie daran hindern, Ihr normales Leben fortzuführen. (Anxiety UK 2015)

Es gab wirklich Menschen, die etwas mit dieser Sache anfangen konnten? Ich konnte es nicht fassen. Es ist wunderbar, dass so viele Hilfsorganisationen für psychische Gesundheit nun online so sichtbar sind, doch vier Jahre zuvor war mir das noch unbekannt. Jemand am Telefon von Anxiety UK war tatsächlich der erste Mensch, dem ich sagte, dass ich eine Sozialphobie hätte. Kaum hatte ich das ausgesprochen, brach ich in Tränen aus, nicht aus Scham (zur Abwechslung), sondern weil es eine riesige Erleichterung war, endlich ehrlich zu sein.

Die Genesung

Nachdem ich mich ein paar Wochen lang erholt und auf mich geachtet hatte, fühlte ich mich dazu bereit, die Genesung aktiv anzugehen.

Schritt 1: Bekenne dich dazu

Ich verbrachte Jahre damit, meinen Zustand zu verbergen, weil ich mich dafür schämte. Entschuldigt, wenn ich mich jetzt wiederhole, aber würdet ihr euch schämen, wenn ihr euch das Bein gebrochen hättet? (Ich meine, schön und gut, wenn es ein Unfall bei irgendeinem Hardcore-Sexspielchen gewesen wäre.) Aber ehrlich, wärt ihr verlegen? Ich denke nicht. Also, warum ist es mit Angst etwas anderes? Das ist leicht gesagt, ich weiß, aber ich denke, dieser Punkt muss laut und deutlich ausgesprochen werden. Wenn ich mir einen Knochen brechen würde, würde ich das jedem erzählen und sofort Hilfe suchen. Nur, weil man eine Verletzung nicht sehen kann, heißt das aber nicht, dass sie nicht existiert.

Es war nicht einfach, in Bezug auf mein Leiden ehrlich zu sein, und es ist mir gewiss nicht leichtgefallen. Aber es war ein wichtiger Schritt zu meiner Genesung. Es fühlte sich an, als sei mir ein Stein von der Brust genommen worden. Ich musste dieses schreckliche Geheimnis nicht länger verbergen.

Also, wie geht das jetzt mit dem »Coming-out«? Nun, zuallererst müsst ihr euch euer Publikum aussuchen. Wählt jemanden, dem ihr vertraut: euren Partner, eure Partnerin, eine enge Freundin, einen engen Freund oder ein Familienmitglied. Wenn ihr euch noch nicht bereit dazu fühlt, mit jemandem zu sprechen, den ihr kennt, warum nicht bei einer Hilfsorganisation anrufen? Die Telefonseelsorge bietet einen streng vertraulichen Telefonservice an. Das »Aktionsbündnis Seelische Gesundheit« oder Kriseninformationsdienste können ebenfalls hilfreiche Anlaufstellen sein. Fragt ihr euch, was ihr sagen sollt? Ganz einfach: »Ich habe eine Sozialphobie und wollte mit jemandem darüber sprechen.« Ab da übernehmen sie.

Wenn ihr mit jemandem persönlich sprecht, ist der beste Rat, den ich euch geben kann, der, gut organisiert zu sein und das Gespräch wie eine Mini-Präsentation zu behandeln (von der nicht beängstigenden Sorte).

- Seid geduldig mit euren Zuhörern und denkt daran: Sie können vielleicht nicht verstehen, was ihr durchmacht, aber sie werden euch zuhören.
- Sucht euch den richtigen Zeitpunkt für das Gespräch aus – zum Beispiel nicht gerade während deren Lieblingssendung oder bei einer Party! Autofahrten sind gut für ein Gespräch oder macht vielleicht ein Treffen in eurem Wohnzimmer aus. Das klingt abgeschmackt, aber es ist wichtig, dass ihr reden könnt, ohne abgelenkt zu werden.
- Erzählt ihnen, wie ihr euch durch eure Ängste fühlt, sowohl körperlich als auch emotional. Ihr könntet sogar einige eurer negativen Gedanken auflisten, die in eurem Kopf auftauchen.
- Gebt ihnen die Gelegenheit, Fragen zu stellen. Neugierig zu sein ist nur natürlich.

Schritt 2: Bei der Arbeit ehrlich sein

- Es eurem Arbeitgeber mitzuteilen ist wünschenswert, aber nicht immer eine gute Idee und sollte von Fall zu Fall entschieden werden. Wenn ihr es nicht einer höhergestellten Kollegin oder einem höhergestellten Kollegen aus eurem Team sagen könnt, dann weiht vielleicht eine Kollegin oder einen Kollegen ein, der oder dem ihr nahesteht. Es ist gut, bei der Arbeit jemanden zu haben, der »Bescheid weiß«.
- Wenn ihr vorhabt, es eurer oder eurem Vorgesetzten zu sagen, dann solltet ihr ihr oder ihm vorher eine »Vorwarnung« per E-Mail schicken.
- Wenn ihr einen neuen Job habt, dann erwähnt euren Zustand nicht vor Ende der Probezeit (einfach nur, um auf der sicheren Seite zu sein). Ich hoffe, dass es nicht nötig sein wird, aber nach der Probezeit habt ihr mehr Arbeitnehmerrechte.
- Angst ist eine anerkannte psychische Erkrankung und muss, wie im Allgemeinen Gleichbehandlungsgesetz festgelegt, ernst genommen werden. Wenn ihr trotzdem das Gefühl habt, nicht offen mit eurer oder eurem Vorgesetzen reden zu können, dann macht einen Termin bei der Personalabteilung – ein Teil ihrer Verantwortlichkeit ist das Wohlbefinden der Angestellten.
- Bereitet vorab eine kleine Rede vor, sodass ihr genau wisst, was ihr sagen wollt. Versichert ihnen, dass es eure Arbeitsleistung nicht beeinträchtigen wird, aber vergleicht es mit einem Virus, der von Zeit zu Zeit Geduld benötigen mag. Ermuntert sie auch, Fragen zu stellen.
- Denkt daran, dass ihr ohne Krankschreibung nur eine gewisse Anzahl an Arbeitstagen von der Arbeit fernbleiben könnt.
- Diskriminierung ist real – nehmt Kontakt zur Antidiskriminierungsstelle des Bundes (Ergänzung der Redaktion) auf, wenn ihr einen Vorfall melden wollt.

Ihr müsst euch nicht dafür schämen, wer ihr seid.

Schritt 3: Fortschritte machen und auf den Körper hören

Ich war nur einen Monat lang nicht bei der Arbeit, aber es fühlte sich wie eine ganze Ära an und das Zurückkommen war nervenaufreibend. Aber ich war überwältigt, wie viel Unterstützung ich bekam, besonders von meiner Vorgesetzten. Wir fingen mit wöchentlichen Aufholsitzungen an, um zu sehen, wie ich zurechtkam.

Ich musste akzeptieren lernen, dass meine Karriere erst einmal hintenanstehen musste, bis sich mein Gesundheitszustand gebessert hatte. Es gab keinen Grund zur Eile. Mein Körper hatte in den vergangenen Jahren Misshandlungen erleben müssen und es würde eine Weile dauern, bis ich wieder voll bei Kräften wäre. Es dauerte neun Monate, was sich lange anhört, aber ich wollte einfach alles ganz richtig machen.

Wenn es um die Karriere geht, finde ich es letztendlich großartig, ein Ziel zu haben, aber seid vorsichtig, dass es nicht zu einer alles verzehrenden Besessenheit wird. Denkt daran: Das Gehirn kann nur ein gewisses Maß verkraften, bevor es zum Burnout kommt. Ich lernte diese wichtige Lektion erst nach meinem Zusammenbruch. Ich erkannte auch, dass man trotz allen äußeren Drucks und Ärgers seinen Weg gehen kann, indem man man selbst ist. Mit der Zeit machte ich Fortschritte und die machte ich zu meinen eigenen Bedingungen.

Kapitel 5 – Unterwegs in der Öffentlichkeit

In diesem Kapitel werde ich auf das eingehen, was das Herz einer Sozialphobie ist: soziale Situationen! Genau das sind Ereignisse und Interaktionen, durch die wir uns unbehaglich fühlen. Eine Sozialphobie ist eine absolute Spaßbremse – sie nimmt sich etwas, was eigentlich erfreulich sein sollte und verzerrt es. Aber so muss es nicht sein. Wenn ihr die Strategien und Übungen in diesem Kapitel befolgt oder adaptiert, dann könnt ihr die Angst besiegen und soziale Situationen nicht nur annehmen, sondern sogar genießen. Das Leben ist zu kurz, um ein Sklave der Angst zu sein.

Der Partycrasher

»Ich schmeiße dieses Wochenende eine Party. Kommst du?« – Ein Satz, der jeden Sozialphobiker das Fürchten lehrt. Dazu gehören auch ähnliche wie: »Gehst du mit uns nach der Arbeit einen trinken?« oder »Kannst du heute Abend an der Veranstaltung teilnehmen?« Auf die Schmetterlinge/hungrigen Piranhas im Magen folgt direkt die Furcht. Es bauen sich negative Gedankenspiralen auf, die in etwa so aussehen:

»Oh Gott, ich will da nicht hin. Wie komme ich da bloß raus?« – »Nein, ich sollte wirklich hingehen. Sonst habe ich irgendwann noch den Ruf, langweilig oder eine Spinnerin zu sein.« – »Aber was, wenn es einfach furchtbar ist und mir überhaupt nichts einfällt, über das ich reden kann?« – »Also wirklich, ich bin doch lächerlich – es wird prima.« – »Oh Gott, ich will da nicht hingehen.« – »Naja, das solltest du aber.« – »Ich kann aber nicht!«

Das Ganze wächst sich zu einem Streit zwischen den beiden Gehirnhälften aus.

Um eine Sache an dieser Stelle klarzustellen: Ich bin *keine* Einsiedlerin! Sozialphobie kann falsch verstanden werden, als sei man ein »elender Feigling« oder eine Eremitin bzw. ein Eremit. Jemand, der mit einem Glas Wein im Dunkeln eine Serie nach der anderen schaut. (Fürs Protokoll: Ich mache das nur dienstagabends und liebe es!) Ich verbringe sehr gerne Zeit mit anderen und bin gesellig, doch in der Vergangenheit hat meine Angst die Fähigkeit dazu beeinträchtigt.

Die negative Gedankenspirale ist mir nicht fremd. Wie ich schon einmal erwähnt habe, begleitet sie mich seit Kindertagen. Alle paar Monate gab es irgendein Familientreffen. Barbecues, Geburtstage ... Irgendwer hat immer irgendetwas veranstaltet! Für mich war die Fahrt dorthin immer das Schlimmste. Ich war ein Nervenbündel und voller Furcht vor den entscheidenden fünf Minuten, die mit ungeschickten Umarmungen und der Begrüßung von Freundinnen und Freunden der Familie ausgefüllt waren, die ich schon seit Jahren nicht gesehen hatte. Ich empfand eine Erwartung, vor den anderen Erwachsenen etwas »leisten« zu müssen und wollte meine Eltern nicht enttäuschen (obwohl sie keinerlei Druck auf mich ausübten). Normale Kinder plappern angeregt über die Schule und spielen draußen mit anderen Kindern. Sie schlagen Räder im Wohnzimmer und essen zu viel. Ich tat mein Bestes, denn ich wollte nicht als seltsam abgestempelt werden. Doch irgendwie wurden die Begriffe »still« und »schüchtern« im Zusammenhang mit mir in den Mund genommen. Das ist das Frustrierende am Kindsein: Die Erwachsenden sprechen über einen so, als könnte man sie nicht hören! »Erinnerst du dich an Claire, Sandra? Sie ist sehr schüchtern. Sag »Hallo«, Claire.« Plötzlich richten sich alle Augen im Raum auf mich, um einen Blick auf das »schüchterne Mädchen« zu werfen, das nicht normal ist. Zumindest fühlte es sich so an.

Als ich dreizehn war, lud mich eine Freundin zu ihrem Geburtstag auf eine Pyjamaparty ein. Es war das erste Mal, dass ich woanders übernachtete und obwohl ich ziemlich gespannt war, war ich auch sehr nervös. Ich kannte nicht alle Mädchen so gut und wir würden zusammen im selben Raum schlafen. Was, wenn ich mich durch Schnarchen oder Reden im Schlaf blamieren würde? Oder noch schlimmer, wenn sie ein paar schreckliche Streiche auf meine Kosten machen würden?

Sowas in der Art hatte ich schon in amerikanischen Teeniefilmen gesehen. Sie würden es in der Schule herumerzählen und ich würde zu einer Lachnummer werden. Ich würde dann vielleicht zu einer Außenseiterin werden und alleine in der Gosse enden (mein Negativdenken begann schon in jungen Jahren.)

Also schmiedete ich den ultimativen Plan B, nur für den Fall. Ich würde mich in der Toilette verstecken und Spiele auf meinem Smartphone spielen. Acht Mädchen waren auf der Party – mich würde sicher niemand vermissen und außerdem war ich mir sicher, dass niemand zu irgendeinem Zeitpunkt zur Toilette würde gehen müssen. Der Plan war narrensicher! Der Abend begann ganz gut – wir schauten fern, lackierten unsere Nägel und aßen Berge von Junkfood. Dann plötzlich, wie aus dem Nichts, wurde beschlossen, »Wahrheit oder Pflicht« zu spielen (verdammt). Nun war es an der Zeit, meinen Plan in die Tat umzusetzen! Also verkroch ich mich in meinem geheimen Versteck. Alles lief gut. Leider machte sich nach einer halben Stunde jemand auf die Suche nach mir. Mist! Da war ich nun, machte mein Ding und spielte ein Spiel, als es an der Tür klopfte.

Freundin 1: Claire? Bist du da drin?

Ich: (Fünf Sekunden panischer Stille) Ähm, ja, ich bin hier.

Freundin 2: *Lautes Getuschel* Ist sie da drin? Was macht sie?

Ich: (Denke: »Oh mein Gott, verpisst euch doch alle.«)

Freundin 1: Geht's dir gut? Du bist schon ewig weg!

Ich: (Noch panischere Stille) Nein – ähm, ich glaube, ich habe mich eingeschlossen.

Freundin 1: Warum hast du denn nichts gesagt?

Ich: (Denke »Bitte lass mich sofort sterben!«) Ich rufe schon ewig. Habt ihr mich nicht gehört?

Ja, so ist es, Leute ... die einzige plausible Erklärung, die mir einfiel, war vorzugeben, dass ich mich eingeschlossen hatte. Entweder das oder ich hätte ihnen sagen müssen, dass ich Verstopfung hätte, und das ging überhaupt nicht! Also rüttelte ich theatralisch an der Türklinke, um es noch glaubwürdiger zu machen. Ich war ein Fräulein in Not, nicht etwa eine Psychopathin, die sich in der Toilette versteckt. Alles war in Ordnung, oder?

Eine Stunde später musste der Vater des Mädchens die Tür aufbrechen. Ups. Rückblickend gesehen hätte ich vielleicht besser Wahrheit oder Pflicht spielen sollen. Es ist aber auch wirklich ein sch**ß Spiel. Oder nicht?

Trotz dieses desaströsen ersten Versuchs sollte es nicht das letzte Mal gewesen sein, das ich diesen Plan ausführte. Der einzige Unterschied war der, dass ich auf öffentliche Toiletten upgradete (mehr Kabinen zum Verstecken). Wenn es hart auf hart kommen sollte, hätte ich immer noch vorgeben können, dass mir übel ist, stimmt's?

Macht die Party mit und habt Spaß

Obwohl sie Nerven kosten, sind Partys und andere gesellige Veranstaltungen eigentlich eher dazu gedacht, Spaß zu machen statt quälend zu sein! Eure Angst mag den Eindruck vielleicht verzerren, aber tut euer Bestes, unvoreingenommen zu sein. Ich ging mal von einer Party weg, weil jemand das Wort »Brettspiele« in den Mund nahm. Ich sage hier wieder »ging«, dabei war es eher ein Rennen. (Hier wendete ich wieder die Norovirus-Ausrede an.) Ich stellte mir vor, dass ich bei jeder Frage falsch liegen und wie eine Idiotin dastehen würde, was ziemlich schade war, denn hinterher klang es so, als sei die Party echt spaßig gewesen und ich liebe Brettspiele unheimlich!

Tipps

Hier meine Vorschläge, wie man sich auf gesellschaftliche Anlässe vorbereiten kann:

- Es ist hilfreich, sich zu vor Augen zu halten, dass das Ereignis in eurer Vorstellung immer schlimmer ist als in der Realität (ihr glaubt nicht, wie sehr wir uns hineinsteigern können). Meiner Erfahrung nach sind besonders die ersten fünf Minuten grausam und unheimlich, doch dann gewöhnt man sich an die Umgebung und es wird leichter. Deshalb ist es tröstlich, wenn ihr euch das Folgende klarmacht, bevor ihr auf dem Absatz kehrtmacht: »Die Art, wie ich mich gerade fühle, ist die schlimmste, die ich erleben werde – ab hier kann es für mich nur besser werden.«
- Entscheidet euch mindestens zwei Tage im Voraus, was ihr anziehen wollt. Das klingt naheliegend, doch es wird euch helfen, über eine Sache weniger nachdenken zu müssen, wenn es soweit ist. Wählt etwas Einfaches, Bequemes, aber auch etwas, in dem ihr euch gut fühlt.
- Probiert um Himmels willen vor einem Event kein neues Makeup oder einen neuen Hairstyle aus (das haben wohl wir alle schon mal getan). Die Wahrscheinlichkeit, dass es schiefgeht, liegt bei 90 Prozent und das wird euren Stresslevel noch weiter in die Höhe treiben. Es ist schon schwer genug, zu einem Event zu gehen, wenn ihr ängstlich seid – wie ist es erst, wenn ihr auch noch ausseht wie eine Dragqueen!
- Seid ehrlich und lasst eine andere Person wissen, wie ihr euch fühlt. Ihr müsst kein Ding daraus machen – sagt einfach: »Ich bin wegen heute Abend ein bisschen nervös. Ich denke, es wird mir gut gehen, aber ich will einfach nur, dass du Bescheid weißt für den Fall, dass ich ein bisschen brauche, um mich zu entspannen.« Das wird etwas von dem Druck nehmen.
- Gönnt euch einen Drink – nicht umsonst heißt es »Mut antrinken«. Ich will damit nicht sagen, dass Alkohol eine langfristige Lösung ist und er sollte auch nicht als Krücke eingesetzt werden, aber seien wir ehrlich: Er betäubt die Nerven. (Ein Drink, nicht fünf. Ihr wollt

ja nicht diese dumme Kuh sein, die so besoffen war, dass sie in die nächste Hecke gefallen ist!) Alkohol hat oftmals einen Placeboeffekt, sodass man hoffen kann, dass ihr mit der Zeit nicht noch mehr braucht.

- Übt vor dem Spiegel. Ich weiß, das klingt merkwürdig, aber lasst mich das ausführen. Manchmal übe ich, mit einem Lächeln im Gesicht Sätze vor dem Spiegel zu sagen. Es fühlt sich erstmals fremd an, aber es hilft wirklich.
- Sagt euch selbst kurz vorher positive Bestätigungen. Solche Sätze wie »Du bist verdammt großartig.« und »Oh mein Gott, du bist die coolste Person hier.« Sagt es laut (in eurem Kopf). Das überschüttet das Gehirn mit Endorphinen und hilft dabei, die Nerven auszugleichen. Es ist nur ein kurzfristiger Auftrieb, aber es wird euch über die Türschwelle bringen.
- Macht vorab eine KVT-Übung (S. 48).
- Wenn es zu einer Panikattacke kommt, nehmt euch einen Moment und lasst es geschehen. Erinnert euch an die Konfrontationstherapie (S. 52). Eine Attacke ist gut, um Übung mit diesem Gefühl zu bekommen. Es ist nur ein fieser Trick, keine Vorhersage schlimmer Dinge, die noch kommen.

Persönliches Erscheinungsbild

Wenn ihr eine Sozialphobie habt, dann könnte es sein, dass ihr mit eurem Aussehen hadert. Sich seines Aussehens unsicher zu sein ist nicht angstspezifisch. Für die meisten Teenager beginnt das mit der Pubertät. Ich habe schon erwähnt, dass ich im Alter von zwölf bis siebzehn blond, gebräunt und vollbusig sein wollte. (Das war wirklich sehr übel. Der Geruch der Bräunungscreme ist für immer in mein Gehirn eingeätzt.) Dann kam meine Gothic-Phase – ein schreckliches Klischee, ich weiß. Ich hatte auch aufflammende Akne, die bis in meine Mittzwanziger andauerte. Ich spreche von schmerzhaften Pusteln, die sich rund um mein Kinn niederließen. Ich war mir wegen meines Gesichts sehr unsicher, aber auf der positiven Seite entwickelte ich dadurch schon in jungen Jahren hervorragende Schmink-Fähigkeiten.

Tipps

Hier ein paar Tipps, falls ihr Akne haben solltet:

- Geht zu eurem Arzt, wenn das neu für euch ist. Es könnte hormonell bedingt sein.
- Trinkt massig Wasser. Es hilft, die Poren von innen durchzuspülen.
- Esst eine Menge Lachs und nehmt Omega-3-Fettsäuren als Nahrungsergänzungsmittel.
- Schaut euch den Beauty-Blog auf Caroline Hirons' Website an (siehe Anhang, S. 149). Ihr Rat ist Gold wert!
- Tupft keine Zahnpasta auf Pickel – das ist eine Großmutterregel. Sie trocknet nur die Haut aus, nicht die Pickel.
- Verwendet Produkte mit Salizylsäure. Der Begriff Säure klingt furchterregend, aber das ist es nicht. Salizylsäure killt die Pickel, ohne Narben zu hinterlassen.
- Meidet Zucker. Ein Zuckerschub veranlasst den Körper zur Produktion von Talg und der Talgzufluss verursacht Pickel.
- Das Wichtigste: Versucht nicht, die Zysten auszudrücken oder zu zerstören (das sind die Beulen unter der Haut). Ich habe fünf Jahre gebraucht, um letztlich zu akzeptieren, dass man diesen Kampf niemals gewinnen kann. Glaubt mir, ich weiß, wie stark der Drang ist, sie loszuwerden, aber sie zu reizen hilft nicht. Alles, was ihr bewirkt, ist Narbenbildung und ein Verbreiten der Bakterien. Das Beste, was man machen kann, ist, sie in Ruhe zu lassen und Salizylsäureprodukte zu verwenden.

Ich denke, dass jeder auf sein Aussehen bezogen dann und wann Unsicherheiten hat, aber das Wichtige, was man bedenken muss, ist die Perspektive. Ich fühlte mich nicht nur ein bisschen unsicher – ich war davon überzeugt, ein hässliches Entlein zu sein und davon war ich besessen. Es gab eine Zeit, da rannte ich alle zehn Minuten zur Toilette, um zu überprüfen, ob mein Pony noch auf eine ganz bestimmte Weise fiel. Die Leute frotzelten schon, ich sei »eitel«. Sie hatten ja keinen blassen Schimmer! Meine Eltern und meine Freundinnen konnten das nie nachvollziehen. »Du bist so ein hübsches Mädchen, Claire«, sagte meine Mutter immer. Wenn das nur geholfen hätte, aber das tat's nicht, oder? Man darf ihnen einfach nicht glauben.

Auf die Gefahr hin, wie ein langweiliger Fiesling zu klingen, kann ich euch versichern: Es wird besser, je älter ihr werdet – hauptsächlich, weil es euch immer mehr am Arsch vorbeigeht und euer Gehirn normalerweise mit anderen Dingen beschäftigt ist.

Letztlich gibt es Möglichkeiten, den auf das Aussehen bezogenen Ängsten auf den Leib zu rücken. Niemand muss sich hässlich fühlen. Wenn man es etappenweise angeht, sorgt es für eine stabile Basis. Herumzulaufen und sich selbst »Ich bin eine Göttin« einzureden hat es für mich jedenfalls nicht gebracht.

KVT-Übungen können effektiv sein (siehe Kapitel 2, S. 48). Habt ihr irgendwelche untrüglichen Indizien, die ihr dem Gericht vorlegen könnt und die beweisen, dass ihr hässlich seid? Wie viele Menschen haben euch tatsächlich schon ins Gesicht gesagt, dass ihr hässlich/fett/segelohrig seid? (Geschwisterlicher Spott zählt nicht.)

Ich habe sehr lange gebraucht, um zu akzeptieren, dass ich nicht alles an meinem Aussehen kontrollieren kann. Ich wollte blondes Haar – es war braun. Ich wollte grüne Augen – sie waren blau. Ich wollte Kurven – ich war ein halbes Hemd.

Ich habe noch immer »hässliche« Tage, wenn ich mich selbst schlecht fühle und den Wunsch habe, mich vor der Welt zu verstecken. Doch das ist normal, und auch wenn ich noch so sehr wünsche, jeden Tag super selbstsicher zu sein, akzeptiere ich, dass dieser Wunsch nicht erreichbar ist und das ist auch okay!

Tipps

- Regel Nummer Eins: Wenn ihr euch gerade verwundbar fühlt, dann schaut euch keine Modemagazine an! Es hilft nicht, sich selbst mit »perfekt« gephotoshopten Fotos von Menschen zu quälen, die so gar nicht existieren.
- Regel Nummer Zwei: Rationiert die Spiegelzeiten! Wenn ihr wie ich spiegelabhängig seid, dann seid streng und erlaubt euch selbst pro Stunde nur einen Blick in den Spiegel. Ihr fühlt euch nicht besser, wenn ihr öfter schaut.

Dating

Mit einer Sozialphobie kann Daten kniffelig sein … jemand Neuen treffen, über sich selbst reden, intensiver Augenkontakt. Ich werde schon nervös, wenn ich nur daran denke! Seien wir ehrlich, das erste Date ist wie ein Vorstellungsgespräch, nur mit Alkohol. Und hinterher gibt es sooooo viel zu analysieren. Das ist eine Situation, bei der ihr tatsächlich, ganz ohne Zweifel, bewertet und eingeschätzt werdet. Im Nachhinein spulte ich jedes Gespräch noch einmal im Kopf ab. Es ist auch nicht nur das Treffen selbst beim Daten, mit dem ich hadere. Texten – lasst uns doch mal über diese fiesen Fallstricke reden. Wer kann mir verraten, wie ein Text die Macht haben kann, einem den ganzen Tag zu vermiesen? Egal, ob ihr eure Prüfung geschafft, einen neuen Job oder ein Heilmittel gegen Krebs gefunden habt, durch eine enttäuschende Textnachricht von jemandem, den ihr mögt, kann sich alles andere wie Sch**ße anfühlen. Unten eine beispielhafte Textnachricht von einem Jungen, den ich vor Jahren mal kurz gedatet habe. Stellt euch vor, dass ich mindestens 30 Minuten über etwas wirklich Witziges, Cooles, aber auch Flirtiges nachgedacht hatte.

Ich: Tach, Fremder! Rate mal, wer ich bin. Es war eine Überraschung, dir letzte Nacht in die Arme zu laufen. [Eigentlich überhaupt keine Überraschung – ich hatte mein bestes Outfit an und neue Schuhe und ich checkte vorher auf Facebook, ob er wirklich in dieser gewissen Bar sein würde.] Sollen wir uns mal treffen, wenn du in der Nähe bist?

Er: [Zwei Stunden später] Weiß nich. Bin grade pleite. LOL.

Ist das alles, was ich verdammt noch mal kriege? Ehrlich … habt ihr meine unglaubliche Nachricht gesehen? Sie war praktisch eine literarische Sensation und er hat noch nicht mal Bock darauf, die Wörter »Ich weiß es nicht« ordentlich auszuschreiben.

Ich verbrachte einen ganzen qualvollen Nachmittag damit, auf eine Antwort zu warten, und dann den ganzen Abend damit, mich zu quälen, was sie bedeutete. Tief im Innersten wusste ich, dass er »einfach nicht auf mich stand«, aber ich konnte mich nicht bremsen. (Was habe ich euch gesagt? Das Säugetiergehirn ist der stärkste Teil des Gehirns.)

Tipp

Wenn ihr besonders anfällig für das Texten seid, dann vereinfacht die Situation und gebt euer Smartphone einer Freundin oder einem Freund. Das bremst die Versuchung und ihr werdet euch besser fühlen, vertraut mir. Ich hatte die schlechte Gewohnheit, Leute anzuschreiben, wenn ich betrunken war, sodass meine beste Freundin nach 21 Uhr für alle Fälle automatisch mein Smartphone konfiszierte.

Nachdem ich bereits einen Monat in London lebte, beschloss meine Mitbewohnerin, dass ich ein paar neue Leute kennenlernen müsste und überredete mich, mich bei einer Dating-Plattform anzumelden. Zu der Zeit dachte ich aus meiner eingeschränkten Perspektive heraus noch, dass Dating-Plattformen von Perverslingen und Pädophilen genutzt werden. Doch nach einem Glas Wein entschied ich, der Sache trotzdem eine Chance zu geben.

Erstaunlicherweise lernte ich auf diese Weise meinen Freund Dan kennen. Unser erstes Date werde ich nie vergessen. Ich konnte es kaum fassen, dass ich einen völlig Fremden treffen sollte. Er könnte ein Mörder sein! Auf dem Weg nach Camden in der U-Bahn prüfte ich mein Gesicht und mein Haar sorgfältigst auf den kleinsten Makel. Meine perfektionistische Ader macht auch bei meinem Aussehen nicht Halt und ich finde immer einen Fehler.

Das erste, was ich überhaupt zu ihm sagte, war: »Also, das ist schon seltsam.« Das nenne ich einen guten ersten Eindruck – es platzte einfach aus mir heraus. Im Gegenzug kam er mit einer Umarmung auf mich zu, wo ich doch eher der Händeschütteltyp bin. Also hatten wir beide schon einen Fauxpas begangen.

Meine körperlichen Symptome drehten richtig auf – besonders das Rotwerden und der Tremor. Meine Hände zitterten dermaßen heftig, dass ich mich draufsetzen musste! Er stellte mir eine Menge Fragen und ich hätte am liebsten geschrien: »Hör mal für fünf Sekunden auf, mich anzusehen, ja?« Wenn ich doch nur ein paar Schlucke Wein haben könnte, dann – das wusste ich – würde sich alles etwas beruhigen. Doch er wendete seine Aufmerksamkeit einfach nicht ab! Zum Glück beugte er sich irgendwann runter, um seinen Schuh zu binden. Das war meine Chance: Ich kippte die Hälfte des Glases Wein in wenigen Schlucken runter.

Als ich ganz offiziell begann, Dan zu daten, fühlte sich alles frisch und neu an. Genauso, wie ich bei der Arbeit versuchte, mich neu zu erfinden, so wollte ich auch in meinem Privatleben den richtigen Eindruck machen. Ich war eine witzige und entspannte Person, keine Spinnerin, die sich in der Toilette versteckt!

Eines Nachmittags spazierten wir in der Londoner City herum und alles war rosig, als er plötzlich sagte: »Meine Freunde sind in einem Pub hier ganz in der Nähe. Willst du mitkommen und sie kennenlernen?« Meine innere Reaktion kann ich mit einem Wort zusammenfassen: »Aaaaaarrggghhhhh!«

Meine Haare waren eine Katastrophe, ich hatte nicht die richtigen Klamotten an und hatte noch keinen Alkohol getrunken. Was ist schon der Hunger auf der Welt – genau *das* hier war ein kompletter Albtraum! »Na klar, das klingt toll. Würde ich gerne machen!«, sagte ich in meiner muntersten, ganz-und-gar-nicht-ausflippenden Stimme, zu der ich in dem Moment fähig war. Wir waren gerade mal drei Monate zusammen und ich wollte nicht, dass er jetzt schon meine abgedrehte Seite entdeckte. Zehn Minuten später waren wir im Pub.

Dan: Ich glaube, sie sind da hinten.

Ich: Willst du was trinken? Ich hol uns was.

Dan: Ja, ein bisschen später. Lass uns erstmal rübergehen und »Hallo« sagen.

Ich: Ach, das ist kein Ding. Ich gehe kurz rüber und komme in einer Minute zu euch.

Dan: Nein, lass uns doch zusammen zu ihnen gehen.

Ich: (Denke: »Lass mich doch zur Bar gehen, du Arsch. Ich muss jetzt ein Glas Wein exen.«)

Dan: Alles okay?

Ich: Na klar! (Sage ich etwas zu enthusiastisch) Lass uns zu ihnen gehen.

Auf dem Weg zu der Gruppe hielt ich seine Hand sehr fest umklammert. Ich musste jetzt einen guten Eindruck machen und war dabei, kläglich zu scheitern. Ich spürte, wie ich errötete, als er mich vorstellte. Warum war ich bloß so ein Freak? Alle waren wirklich nett und hatten zum Glück schon fast den ganzen Nachmitttag über gebechert, deshalb denke ich, dass sie meine Unbeholfenheit nicht so richtig mitbekamen ... oder die Tatsache, dass ich wie die Edamerkatze auf Acid grinste.

Nach 20 Minuten drehte Dan sich zu mir.

Dan: Ich muss mal kurz aufs Klo. Ist alles in Ordnung?

Ich: Ja, natürlich, mir geht's gut. (Denke: »Ich werde dir verdammt noch mal die Kehle durchschneiden, wenn du mich hier mit all den Fremden alleine lässt.«)

Was tun wir nicht alles für die Liebe, was?

Ein paar Monate später, in unserem ersten gemeinsamen Urlaub, schloss ich mich schluchzend im Badezimmer ein. Ich konnte meine Dämonen nicht länger bändigen. Die Angst brach einfach hervor, wie sie es immer tat. Glücklicherweise liebte Dan mich noch immer, trotz der Badezimmer-Ausflipperei und allem. Ich würde aber nicht empfehlen, es dem Partner auf diese drastische Weise beizubringen!

Fünf Jahre später sind wir noch immer zusammen. Ich bin wirklich eine sehr glückliche Frau!

Tipps

- Schreibt vorab an einer Freundin oder einen Freund und gebt eure Gefühle ehrlich zu. (Diesen Rat werdet ihr hier immer mal wieder finden, denn für mich ist er sehr wichtig.) Ehrlich zu sein nimmt der Situation etwas von ihrer Schärfe. Ich würde üblicherweise schreiben »Ich bin wirklich nervös wegen dieses Dates. Kannst du mir ein paar erfreuliche Dinge über mich selber texten?«
- Seid als erstes da. Nicht eine ganze Stunde – zehn Minuten sollten genügen. Es gibt nichts Unangenehmeres, als wenn euch jemand bei eurem Eintreffen beobachtet. Plus: Ihr könnt die Zeit nutzen, um euch ein bisschen zu entspannen und euch mit der Umgebung vertraut zu machen. Plus: Wenn ihr irgendwelche Defekte an eurem Erscheinungsbild festgestellt habt, dann könnt ihr sie jetzt noch beheben – es ist wichtig, dass ihr euch so wohl wie möglich fühlt. Vor meinem Date mit Dan konnte man praktisch die Reflexionen auf meiner Nase sehen, so sehr glänzte sie. (Zu meiner Verteidigung: Es war Sommer und ich hatte gerade noch in einem kochend heißen Zug gesessen.) In dieser Situation machte es mir meine frühe Ankunft möglich, mein Gesicht mit so viel Puder zu bedecken, dass es ein Schiff zum Untergang gebracht hätte! Wenn euer Date dann eintrifft, tut ihr (selbstverständlich) so, als wärt ihr eben erst gekommen.
- Notiert euch vorab ein paar Themen, die ihr besprechen könnt. Filme, Job etc. (Schreibt sie in euer Handy. Ihr könnt dann immer wieder so tun, als würdet ihr eine Nachricht lesen und euch Input holen.)
- Versucht, nicht allzu »überdreht« wegen der ganzen Sache zu sein (leichter gesagt als getan, ich weiß). Ihr trefft nur einen anderen Menschen und wenn alles den Bach runtergeht, dann soll es eben so sein. Es ist nicht das Ende der Welt. Es ist okay, wenn ihr sehr aufgeregt seid. Probiert es dann mit ein paar Ablenkungstechniken (S. 59), um das Gehirn zu beschäftigen.
- Macht vorab eine KVT-Übung (S. 48), um negative Gedanken zu relativieren.

Öffentliche Verkehrsmittel

Nun noch eine kurze Bemerkung zum Fahren mit öffentlichen Verkehrsmitteln während der Stoßzeit: Es ist sch**ße. Man kann es tatsächlich nicht anders ausdrücken. Die meisten Menschen, die unter Sozialphobien leiden, finden es schwer erträglich und ich bin da keine Ausnahme.

Stellt euch diese Szene vor: Es ist 08:15 Uhr und ihr verlasst wie immer das Haus, um zur Arbeit zu fahren. Als ihr eure Bahnstation erreicht, stellt ihr fest, dass der Bahnsteig von Menschen nur so wimmelt. Aber ihr habt keine andere Wahl, als euch dazuzugesellen, weil ihr zur Arbeit müsst. Als der Zug eintrifft, fängt die hektische Menschenmenge an zu drängeln und alle versuchen, sich ihren Weg nach vorne zu erkämpfen. Die Türen öffnen sich und die Passagiere, die schon im Wagen sind, schwappen geradezu heraus, weil es so voll ist. Die, die nahe bei euch stehen, ächzen vernehmlich »Um Gottes Willen« und beginnen dann, sich ihren Weg zum Zug freizuschieben, und ihr steckt mittendrin fest. Plötzlich findet ihr euch ohne auch nur einen Zentimeter Luft an einen Haufen Fremder gepresst wieder. Ihr seid gefangen und da ist nichts, an was ihr euch klammern könntet. Der Zug fährt mit einem Rucken an. Es ist viel zu heiß, der Mann zu eurer Linken trägt einen Rucksack, der euch in die Brust stößt und am Rand schreit ein kleines Kind. »Es ist okay«, redet ihr euch selbst zu, »es ist bald vorbei.« Der Zug fährt in die nächste Station ein und zu eurem Grauen schieben sich noch mehr Menschen in eure Richtung. Ihr werdet jetzt zerquetscht. Euer Gesicht wird von den Haaren einer anderen Frau bedeckt und es fällt euch schwer, noch aufrecht zu stehen. Ihr könnt nicht mehr richtig atmen und fangt an, panisch zu werden. Eure Augen huschen verzweifelt von links nach rechts auf der Suche nach einem Ausweg. »Ich werde ohnmächtig. Wenn ich stürze, werde ich niedergetrampelt. Ich muss hier raus.« Ein paar qualvolle Minuten später fährt der Zug in eine beliebte Station ein, eure Pendlerkollegen fluten aus den Wagen heraus und reißen euch in einer Welle mit. Ihr sitzt mit zitternden Gliedern auf dem Bahnsteig und brecht in Tränen aus. Das ist nicht eure Station, aber ihr könnt euch nicht dazu überwinden, wieder in den Zug zu steigen.

So ging es mir an dem Tag, an dem ich zu spät zur Arbeit kam. Als ich es endlich geschafft hatte, sprach mich eine Kollegin auf mein tränenverschmiertes Gesicht an. Sie war zwar mitfühlend, aber meinte auch, »Nun, niemand mag die Rushhour. Wir müssen alle damit zurechtkommen.« Dieser Meinung kann ich mich vollkommen anschließen: Niemand möchte wie Vieh mit anderen Pendlerinnen und Pendlern zusammengepresst werden. Es ist eine extrem unangenehme Erfahrung, die normale, rationale Menschen zu wilden Tieren machen kann. Für niemanden ist das eine akzeptable Fortbewegungsart und ich denke nicht, dass ich eher eine Sonderbehandlung verdient hätte als irgendjemand anders.

Trotzdem ist der Mangel an Verständnis den Schwierigkeiten gegenüber, die Menschen mit psychischen Erkrankungen in öffentlichen Verkehrsmitteln haben, alarmierend. Wenn ich im Rollstuhl säße, würden das die Leute sofort verstehen (wie sie es auch sollten), aber Panikattacken zu haben und nur zu weinen macht einen Menschen »theatralisch« und »labil«. Die Kollegin sagte später noch mit einem Grinsen: »Du musst ein bisschen robuster werden.« Damals akzeptierte ich das, aber jetzt macht es mich wütend.

Tipps

Was öffentliche Verkehrsmittel betrifft, werden bestimmt so schnell keine wundersamen Veränderungen geschehen, deshalb in der Zwischenzeit hier ein paar Vorschläge:

- Achtet darauf, vorher genug gegessen und getrunken zu haben. Während Panikattacken nicht zu einer Ohnmacht führen können, kann das ein niedriger Blutzuckerspiegel sehr wohl! (Ich musste das auf die harte Tour herausfinden und mein Freund musste mich aus dem Zug tragen.)
- Habt immer eine Flasche Wasser bei euch.
- Stellt euch eine beruhigende Playlist zusammen oder hört euch ein Hörbuch an, um euer Gehirn abzulenken.

- Wenn ihr feststellt, dass ihr panisch werdet, dann macht die Bauchatmung (S. 56). Das erhöht den Sauerstoffgehalt im Blut.
- Wenn der Zug zu voll ist und ihr euch unwohl fühlt, dann steigt *nicht* ein. Zu spät zur Arbeit zu kommen ist kein ausreichender Grund, sein Wohlbefinden aufs Spiel zu setzen.
- Wenn ihr wirklich arg zu kämpfen habt, dann sprecht mit eurem Arbeitgeber, ob ihr ein paar Tage in der Woche Homeoffice machen könnt.
- Es ist zwar nicht ideal, aber früher loszufahren (wie ich es tue) ist eine gute Möglichkeit, zu große Menschenmengen zu meiden. Ihr könnt die freie Zeit zum Bewegen, zum Lesen oder für ein zweites kleines Frühstück nutzen.

Geschäftsveranstaltung

Veranstaltungen bei der Arbeit waren in der Regel die Veranstaltungen, die ich am schwierigsten fand. Oft kamen sie mir wie Theateraufführungen vor; wie Gelegenheiten, um etwas darzustellen und damit zu beeindrucken. Definitiv nicht der Zeitpunkt, um »man selbst« zu sein. Mit dem Ziel, mich den anderen anzupassen, versuchte ich häufig, ihre Körpersprache, ihre Betonung und sogar den Klang ihrer Stimme zu imitieren. Irgendwann erwischte ich mich sogar dabei, zu posieren – es war wirklich anstrengend. Die soziale Interaktion in der Masse ist einfach nichts, was mir im Blut liegt. Es ist vielmehr etwas, was ich mit der Zeit gelernt habe. Ich musste mir antrainieren, in solchen Situationen mit Selbstbewusstsein zu agieren.

Einmal wurde ich bei einer Buchvorstellung gebeten, mich um zwei Einkäufer eines bekannten Supermarktes zu kümmern. Es fing mit einer Dreiviertelstunde unerträglicher Dialoge und qualvoller Stille an. Die Beiden waren eindeutig wegen des Gratis-Besäufnisses gekommen (verständlich) und wegen des Promi-Autors. Es begann ein Frage-und-Antwort-Spiel, bei dem nur »Ja«- und »Nein«-Antworten zugelassen zu sein schienen.

Ich: Gefällt Ihnen dieser Abend?

Einkäufer 1: Ja.

Ich: Hatten Sie eine lange Anreise?

Einkäufer 2: Ja.

Ich: Darf ich Ihnen noch etwas zu trinken besorgen?

Einkäufer 1: Nein.

Ich: Oh, dann müssen also Sie fahren? [Mein Versuch eines Scherzes]

Einkäufer 1 und 2: (Stille)

Ich: Es ist so ein großartiges Buch. Hatten Sie schon eine Gelegenheit, mal reinzublättern?

Einkäufer 2: Nein.

Einkäufer 1: Wann werden wir [Promi-Autor] treffen?

Ich: (Denke: »Erst wenn ich euch einen gehörigen Arschtritt verpasst habe.«)

Der schwierigste Part jeder Geschäftsveranstaltung ist zweifellos das Eintreffen: sich durch ein Meer an Körpern und Geräuschen zu kämpfen und verzweifelt nach einem bekannten Gesicht Ausschau zu halten. Mit wem soll ich reden? Wo soll ich mich hinstellen? Über was soll ich reden?

Während meiner vier Jahre in der großen Stadt lernte ich ein paar Überlebenstricks. Das erste, was ihr euch klarmachen müsst, ist: Nervös zu sein ist eine völlig normale Reaktion – es macht euch weder zu einem Freak, noch zu einem Loser. Immer, wenn ihr auf einer Geschäftsveranstaltung erscheint, werden mindestens fünfzig Prozent der Anwesenden dieselben Probleme haben wie ihr. Sie verstecken es vielleicht hinter einer lauten Stimme und einem strahlenden Lächeln, doch letztlich will doch jeder nur akzeptiert werden – trotz allem sind wir Menschen!

Tipps

- Seid nicht zu spät dran. Die Hetzerei erhöht eure Herzschlagfrequenz und macht euch wuschig. Am besten, ihr erscheint zeitig genug, um euch auf der Toilette noch frisch machen zu können und euch an die Umgebung zu gewöhnen, bevor ihr eintretet.
- Wenn ihr spät dran seid, dann platzt nicht in den Raum hinein. Nehmt euch zwei Minuten Zeit zum Durchatmen und lasst euren Herzschlag zur Ruhe kommen.
- Körpersprache ist wichtig. Amy Cuddy, Forscherin an der Harvard Universität, spricht über die bedeutende Wirkung von sogenannten Power-Posen (Hochmann 2014). Wenn ihr vor einer Situation, die euch nervös macht, eine starke Power-Pose einnehmt, kann euch das zu mehr Selbstvertrauen verhelfen. Als ich das erste Mal über Power-Posen las, hielt ich das für eine bescheuerte Idee. Wie sollte eine bestimmte Art zu stehen meine Selbstsicherheit beeinflussen? Doch nachdem ich es ausprobiert habe, bin ich konvertiert! Diese Posen haben einen positiven Einfluss auf bestimmte Hormone im Körper. Übt sie ein paar Minuten lang aus, bevor ihr den Veranstaltungsort betretet! (Ich würde euch allerdings empfehlen, das im stillen Kämmerlein zu tun.)
- Erinnert euch an die »Gedankenmuster durchbrechen«-Übung (S. 52) aus der KVT. Notiert euch vorab ein paar negative Gedanken.
- Wenn Smalltalk für euch eine Herausforderung ist, dann notiert euch vorher ein paar Gesprächsthemen – das ist keine Schande. Gute Themen sind: Hatten Sie eine lange Anreise? In welcher Abteilung arbeiten Sie? Woher kennen Sie Soundso? Haben Sie dieses Wochenende etwas Schönes vor?
  Das klingt vielleicht lahm, aber es sind einfache Themen und in den meisten Fällen die Garantie für den Beginn eines Gesprächs.
- Kämpft nicht gegen eure Emotionen an. Wenn etwas Blödes passiert, wie beispielsweise eine Abfuhr von einer Kollegin oder einem Kollegen oder eine kleine Peinlichkeit, zieht euch einfach für ein paar Minuten auf die Toiletten zurück (denkt daran, sie sind ein

sicherer Hafen) und lasst es zu, euch so zu fühlen, wie euch gerade zumute ist – unterdrückt es nicht. Erinnert euch daran, dass ihr Menschen seid und es euch gut geht. Dann seid euch selbst dankbar für euren Einsatz, und geht hoch erhobenen Hauptes wieder hinaus. In einer Stunde wird es keine Rolle mehr spielen. Nehmt das Gefühl an, akzeptiert es, fühlt es, rationalisiert es, vernachlässigt es und schaut dann nach vorne. Tragt negative Gedanken und Gefühle nicht den ganzen Abend mit euch herum – es ist besser, sie für eine kurze Zeit in den Fokus zu stellen und sie dann wegzuwischen. Wenn das alles nicht hilft, dann trinkt einfach ein paar wenige Schlucke Wein und legt es als Erfahrung ab! Ihr solltet stolz darauf sein, eure Komfortzone verlassen zu haben.

- Die meiste Zeit legen wir unseren Fokus auf das, was wir nicht kontrollieren können statt auf das, was wir kontrollieren können. Ihr könnt zum Beispiel nicht kontrollieren, was die Leute über euch denken. Professor X von den X-Men kann es, aber ihr könnt es nicht. Ihr könnt allerdings kontrollieren, wie ihr mit euch selbst umgeht.
- Strebt nach den sichereren Zielen! Fangt klein an, geht nicht im ersten Anlauf gleich zum Geschäftsführer! Haltet nach jemandem Ausschau, der alleine ist, oder nach einer kleinen Gruppe am Rand des Raumes. Es ist gut möglich, dass sie sich auch unbehaglich fühlen und froh über eure Aufmerksamkeit sind.
- Bleibt nicht bei eurem eigenen Rudel stehen. Probiert, der Versuchung zu widerstehen, an den engsten Kolleginnen und Kollegen klebenzubleiben. Ermuntert euch selbst, mit einer neuen Person ins Gespräch zu kommen. Meiner Erfahrung nach ist das Netzwerken auf eigene Faust einfacher als in der Gruppe, denn dann strengt ihr euch selbst ein bisschen mehr an. Wenn ihr das schafft, oder es zumindest versucht, dann werdet ihr bei der nächsten Veranstaltung schon etwas ruhiger sein, weil ihr wisst, dass ihr es könnt. Auch wenn sich euer eigenes Rudel in alle Richtungen verteilt, wird es für jeden von euch einfacher, sich später anderen Gruppen anzuschließen (weil ihr euch dann gegenseitig vorstellen könnt).

Reden halten

Lasst mich einen kleinen Exkurs über das Redenhalten dazwischen quetschen, denn wer eine Sozialphobie hat, für den ist das der schlimmste Albtraum überhaupt! Für mich bedeutet eine Rede zu halten nicht nur, vor Publikum zu sprechen – es kann auch heißen, sich in einem Meeting zu äußern oder anderen Menschen auf einer Dinnerparty eine Anekdote zu erzählen. Grundsätzlich beinhaltet es alles, bei dem man beobachtet wird. Manchen fällt es leicht, anderen nicht und das ist auch okay! Es ist aber eine Fähigkeit, die ihr erwerben könnt, wenn ihr das möchtet.

In der frühen Genesungsphase nach meinem Nervenzusammenbruch konnte ich kaum in einem Besprechungsraum sitzen, geschweige denn mich an dem Geschehen beteiligen. Es ist wichtig – ich kann das einfach nicht genug auswalzen – erst einmal stabil zu sein, bevor ihr den Versuch unternehmt, eure Selbstsicherheit für das Redenhalten auszubauen.

Wenn am Ende alles in die Hose gehen sollte, ist das auch okay. Es fühlt sich vielleicht nicht so an, aber es macht nichts. Das nächste Mal wird es besser laufen – denkt daran. Ihr solltet stolz darauf sein, es versucht zu haben.

Nachfolgend findet ihr eine Liste der Situationen, in denen ich in den letzten drei Jahren in der Öffentlichkeit geredet habe. Ich habe sie nicht aufgenommen, um damit anzugeben, sondern schlicht und einfach um zu demonstrieren, dass das Redenhalten eine Fähigkeit ist, die man erlernen kann, selbst wenn man unter einer Sozialphobie leidet. Bitte vergesst auch nicht, dass ich anfangs noch krankgeschrieben war und kaum das Haus verlassen konnte!

- Ich stand auf und spielte vor 15 Menschen Scharade.
- Ich leitete selbstständig Meetings.
- Ich ging zum Radio.
- Ich wurde für eine Dokumentation interviewt.
- Ich hielt zwei Präsentationen bei der Arbeit vor hundert Menschen.
- Ich sprach 20 Minuten bei einer Wohltätigkeitsveranstaltung der Samariter.

Tipps

- Übt vorab. Auch, wenn ihr nur ein paar wenige Worte in einem Meeting zu sagen habt, übt, was ihr sagen wollt (idealerweise vor dem Spiegel). Das gibt dem Gehirn die Gelegenheit, sich mit der Vorstellung vertraut zu machen und ihr werdet eure eigene Stimme laut und in einer formellen Situation hören. Für manche Menschen kann das wie ein Schock sein.
- Wenn ihr schwer unter körperlichen Symptomen wie Rotwerden oder Zittern leidet, dann könntet ihr eure Ärztin oder euren Arzt bitten, euch einen Betablocker zu verschreiben. Wie ich schon in Kapitel 2 (S. 31) erwähnt habe, hilft dieses Medikament. Ich will jetzt nicht wie eine Dealerin dastehen, aber es stimmt einfach. Die Wirkung setzt unmittelbar ein – wenn es nötig ist, dann nehmt eine Viertelstunde vor einer Präsentation eine Tablette.
- Ein Sportpsychologe sagte mal zu mir: »Versuche mal, dir vorzustellen, dass die Schmetterlinge in deinem Bauch Begeisterungsfunken sind. Denke daran, dass du einen irren Job hast und es kaum erwarten kannst, loszulegen!« Es klingt zwar ein bisschen weit hergeholt, aber ich habe es schon als sehr wirkungsvoll erlebt. Sagt euch also (innerlich) »Ich werde fantastisch sein. Ich kann es gar nicht mehr erwarten, jedem zu zeigen, wie großartig ich bin.« Lächelt, während ihr das sagt.
- Macht vorher die Power-Posen, um euch selbst einen positiven Schub zu verleihen.

Es brauchte seine Zeit und eine Menge Übung, aber ich habe es geschafft.

Denkt daran, nett zu euch selbst zu sein. Menschen mit psychischen Störungen sind die schlechtesten Angeklagten in Sachen Selbstbeschimpfung und Herunterspielen eigener Erfolge. Wie etwa so: »Warum sollte ich stolz darauf sein, in dem Meeting geredet zu haben? Immerhin sollte ich dazu ja wohl selbstverständlich in der Lage sein, oder? Ich sollte deshalb nicht zufrieden mit mir sein – wenn überhaupt, dann hat das nur herausgestellt, wie schwach ich bin.« Ich kann mich nicht daran erinnern, dass irgendwer zu Andy Murray, dem zweifachen Olympiasieger im Tennis, gesagt hätte »Oh, [gewaltiger Freudenschrei], du hast den Ball übers Netz geschossen!«, nachdem er den entscheidenden Punkt zum Sieg erlangt hatte.

Es ist einfach so, wie es ist: Wenn ihr etwas schwierig findet und es trotzdem tut (ob es jetzt wie gewünscht läuft oder nicht), ist das ein Erfolg. Ihr habt Schritte unternommen, eure Angst zu bekämpfen und das ist fantastisch! Deshalb möchte ich, dass ihr folgende Sätze in Zukunft vermeidet: »Das war nichts Besonderes.«, »Das war doch nur das.« »Ich sollte ja wohl auf jeden Fall dazu in der Lage sein.«

Seid stattdessen stolz auf euch und belohnt euch. Eine Belohnung kann alles möglich sein, vom Schokoriegel über eine Flasche Champagner bis zum Auto (wenn ihr Dukatensch**ßer seid). Irgendetwas, das eurem Gehirn signalisiert, dass ihr eine Sache gut gemacht habt.

Es anderen recht machen

Sich die Unterstützung von Familie, Freundinnen bzw. Freunden und Kolleginnen bzw. Kollegen zu wünschen ist uns angeboren. Niemand möchte abgelehnt werden. Trotzdem ist es wichtig, dass eure eigene Zufriedenheit und euer Seelenfrieden nicht durch die Launen und die Bestätigung anderer bestimmt werden. Ich mache es gerne anderen recht und so war es schon immer. In der Theorie klingt das nach einer guten Sache, aber in der Realität ist das kräfteraubend und sowieso völlig unerreichbar.

Es wird immer Menschen in unserem Leben geben, die uns mehr Angst machen als andere und keine noch so große Anstrengung, es ihnen »recht« zu machen, wird diese Situation verbessern. Ich fürchte mich davor, gesellige Ereignisse mit bestimmten Menschen zu planen, weil ich weiß, dass ich etwas falsch machen werde. Es ist unvermeidlich. Ich wähle dann das falsche Restaurant oder eine unpassende Zeit oder die Sitzgelegenheiten sind nicht richtig und wir müssen umziehen. Ich bin dann den ganzen Abend angespannt und versuche verzweifelt, sie zu unterhalten. Am Ende des Abends bin ich ausgelaugt und brauche den halben nächsten Tag, um mich wieder zu erholen. Ich bezweifle sehr, dass diese Menschen überhaupt mitbekommen, wie sehr mich das mitnimmt und zu einem gewissen Grad ist es ja auch meine Schuld, weil ich es zulasse, dass ich mich so hineinsteigere.

Je älter ich werde, desto klarer wird mir, dass Meinungsverschiedenheiten zwar nicht angenehm sind, sie aber auch nicht überproportional aufgeblasen werden sollten. Habt keine Angst davor, das »Falsche« zu sagen. Jeder hat das Recht, sich durchzusetzen. Wenn ein wütender Wortwechsel folgt, versucht, nicht panisch zu werden. Es könnte teilweise am Schock liegen (aufseiten der anderen Person). Sie sind Widerworte nicht gewohnt und reagieren dann emotional. Es könnte aber auch sein, dass sie sich einfach im Recht fühlen und ihre Argumente weiter ausführen möchten. Solange die Auseinandersetzung nicht persönlich wird (beispielsweise »Du bist ein Schwachkopf«), ist alles bestens.

Das ist leichter gesagt als getan – ehrlich zu sein und der eigenen Meinung Ausdruck zu verleihen kann sehr nervenaufreibend sein, besonders dann, wenn ihr konfliktscheu seid. Wie so vieles braucht es auch hier Übung. Natürlich solltet ihr nicht einfach etwas um der Sache willen sagen. Es sollte schon relevant sein. Atmet als erstes tief durch und wenn ihr das Gespräch wirklich nicht mehr weiterführen könnt, dann bittet um eine kurze Denkpause. Hier ein Beispiel: Immer, wenn ich eine meiner Freundinnen treffen will, neigt sie dazu, Ort und Zeit so zu wählen, wie es ihr am besten passt. Weil ich keinen Staub aufwirbeln wollte, sagte ich meistens zu, obwohl es für mich ungünstig war. Eines Tages beschloss ich, mehr Durchsetzungsfähigkeit an den Tag zu legen. Ich fürchtete, dass sie wütend werden und ein Treffen mit mir ablehnen könnte, aber ich musste es versuchen.

Freundin: Hättest du morgen Lust auf ein paar Drinks? Ich dachte, wir könnten in diese Retro-Bar gehen und ein paar Cocktails trinken. [Im Prinzip ein Fußweg von zehn Minuten von ihrem Wohnort entfernt und für mich eine längere Bahnfahrt.]

Ich: Eigentlich ist das für mich eine ganz schön lange Reise. Ich finde, wir könnten uns auf halber Strecke treffen.

Freundin: (Pause) Ähm ... die Woche war anstrengend und ich bin müde. Ich würde lieber irgendwo in der Nähe hingehen. Würde dir das was ausmachen?

Ich: (tiefer Atemzug) Du Ärmste! Ich hoffe, du hast ein entspanntes Wochenende geplant. Die Sache ist, dass ich auch ganz schön müde bin, aber ich würde dich gerne treffen. Es sollte doch einen Ort geben, der für uns beide gut erreichbar ist.

Freundin: Dann muss ich wohl leider passen. Meine Woche war die Hölle.

Ich: Okay, kein Problem. Ruh dich am Wochenende aus.

Es klingt vielleicht wie ein Misserfolg, ist aber tatsächlich ein Erfolg. In der Vergangenheit war ich jedes Mal eine Stunde gefahren und war zu Beginn des Abends immer frustriert. Warum machte sie stets ihr Ding? Naja, die Wahrheit ist, dass ich das zugelassen habe. Sie war nicht böswillig – tatsächlich war und ist sie eine gute Freundin. Sie war es einfach gewohnt, dass ich tat, was sie wollte.

Als ich das Telefon weglegte, zitterte ich und alle möglichen Sorgen ratterten mir durch den Kopf. »Was, wenn sie jetzt nie wieder mit mir spricht? Hätte ich einfach nur zusagen sollen?« Aber ich holte noch einmal tief Luft, ging wieder an meinen Schreibtisch und fuhr mit meiner Arbeit fort. Eine Stunde später rief sie zurück, entschuldigte sich und war damit einverstanden, dass wir uns auf halber Strecke treffen.

Das Schwerste ist, den ersten Schritt zu tun.

Tipps

Überlegt euch ein paar Kernsätze und sprecht sie laut aus. Ich mache das vor dem Spiegel. Das fühlt sich erstmal lächerlich an, ist aber eine tolle Art zu üben.

- »Eigentlich möchte ich eher kein Sushi zu Mittag. Können wir was anderes probieren?«
- »Es wäre toll, wenn du mich abholen könntest – ich glaube, mit dem Bus komme ich gerade nicht zurecht.«
- »Nenn mich bitte nicht Idiotin, das verletzt mich.«
- »Es tut mir leid, aber ich kann mich heute mit niemandem treffen, weil ich nach dem langen Arbeitstag müde bin.«

Sie alle scheinen trivial zu sein, aber sie sind ein guter Anfang. Es geht darum, das Unbehagen zu erleben, das entsteht, wenn man jemandem nicht zustimmt und das darauf Vertrauen/Aufbauen.

Ein paar Dos und Don'ts:

- DO: Beschränkt euch auf das Wesentliche! Sucht nur solche Beispiele aus, die euch wirklich plagen. Fangt keine Diskussion nur um der Sache willen an.
- DON'T: Werdet nicht aggressiv. Sobald ihr jemandem gegenüber mit bösen Worten ausrastet, habt ihr verloren. Es ist besser, die Dinge unpersönlich zu halten und sich auf die Diskussion selbst zu fokussieren. Statt zu sagen: »Du willst immer, dass ich zu dir komme – das ist so egoistisch«, versucht es mit »Ich fände es wirklich toll, wenn wir uns auf halbem Weg treffen könnten.«
- DON'T: Erklärt euren Standpunkt nicht zu viel. Wenn ihr eine Verabredung absagt und gefragt werdet, was ihr stattdessen tut, seid höflich, aber kurz angebunden. Es gibt keinen Grund, eure Entscheidung erklären zu müssen (es sei denn, ihr verpasst deren Geburtstag!)
- DO: Macht eine »Gedankenmuster durchbrechen«-Übung (S. 52) vor einem Zusammentreffen, vor dem ihr euch wirklich fürchtet. Es ist gut, alle negativen Gedanken zu neutralisieren.

- DON'T: Gebt dem Gruppenzwang nicht nach. Eine Kollegin versuchte einmal, mich aus der Reserve zu locken, indem sie mich vor dem ganzen Team als »langweilig« bezeichnete. Es war zwar harmlos, aber ich fühlte mich ausgeliefert. Trotz ihrer unermüdlichen Taktiererei lächelte ich einfach und sagte die Einladung wiederholt ab mit dem Versprechen, ein andermal mitzukommen.

Kapitel 6 – Der Tiger, der Mobber und die falsche Freundin

Angst ist der Meister, der uns gefangen hält. Wie ein Gestaltwandler kann dieser Rabauke viele Formen annehmen, und das tut er auch. Denkt daran, dass sein vorrangiges Ziel immer dasselbe ist: euch gefangen zu halten und in der Routine feststecken zu lassen. Mit der Zeit habe ich die drei Hauptcharaktere identifizieren können, auf die ich mein Augenmerk legen muss und habe hier ein paar handliche Tipps parat, wie mit ihnen umzugehen ist.

Der Tiger

Dieses Wesen lässt sich kaum ignorieren. Er (entschuldigt – für mich ist er männlich) triggert sehr aggressive körperliche Symptome und quälende Gedanken, wie etwa »Stopp, das kannst du nicht machen. Mach dich sofort aus dem Staub!« Er taucht oft direkt vor einem stressigen Ereignis auf. Ihr spürt, wie er seine Klauen mit seinem ganzen Gewicht in euren Rücken gräbt, wenn er Aufmerksamkeit verlangt. Der Tiger erscheint auch in der Nacht. Er ist ein Verursacher von Schlaflosigkeit: »Du wirst nicht schlafen. Du wirst morgen wieder müde sein und nichts zustande kriegen!«

Behandlung: Bauchatmung (S. 56). Nehmt den Anfall (den Tiger) wahr und akzeptiert ihn. Kämpft nicht dagegen an sondern lasst es zu, ängstlich zu sein. Schaut nach vorne. Befolgt die einzelnen Schritte der Konfrontationstherapie (S. 52).

Der Mobber

Dieses Wesen ist grausam, erniedrigend und macht sich hauptsächlich die emotionalen Symptome von Unsicherheit und Selbstzweifeln zunutze. »Du bist erbärmlich. Wer sollte schon mit dir reden wollen? Du blamierst dich nur selbst. Du bist ein Versager.« Klingt das vertraut in euren Ohren? Das ist Mobber-Sprech.

Behandlung: Haltet nicht dagegen, ihr könnt nicht gewinnen. Macht stattdessen eine »Gedankenmuster durchbrechen«-Übung (S. 52) aus der KVT oder/und eine Positive Refokussierungs-Übung (S. 60). Nehmt euch einen Moment Zeit, um sie richtig durchführen zu können und zerrt wirklich alle negativen Gedanken an die Oberfläche. Nehmt sie an, lasst es zu, dass ihr euch ein Weilchen schlecht fühlt, rationalisiert sie und dann schaut nach vorne.

Die falsche Freundin

Das ist das hinterhältigste Wesen von allen und ich stelle es mir weiblich vor. Die falsche Freundin überzeugt euch davon, dass Nichtstun tatsächlich die richtige Entscheidung ist. Es gibt keine körperlichen Symptome und kein fieses Geschwafel. Stattdessen schlägt sie mit Freundlichkeit zu. Das ist das Wesen, auf das ich mein Augenmerk am liebsten legen möchte, denn es bleibt oft unentdeckt. Kürzlich habe ich mit einer Freundin gesprochen, die schon seit Jahren mit Ängsten zu kämpfen hat. Ihre Lösung der Wahl ist es, solche Situationen zu meiden, die ihr Angst machen und das Tragische daran ist, dass sie sich darüber noch nicht einmal bewusst ist.

Freundin: Ich habe über Adams Party nachgedacht und beschlossen, nicht hinzugehen. Ich war in letzter Zeit so schwer beschäftigt. Ich bin wirklich müde und vielleicht auch gerade ein bisschen triebgesteuert. Ich muss heute Abend einfach mal entspannen und Fernsehgucken. Ich bin sicher, dass das jeder verstehen wird.

Ich: (Denke: »Neiiiiiiiin ... ist dir klar, wie oft du das schon gesagt hast? Du bist ausgetrickst worden, deine Ängste beizubehalten. Es fühlt sich vielleicht erstmal unangenehm an, aber du kannst das!«)

Versteht mich jetzt nicht falsch, ich bin eine Verfechterin von Entspannung. Ich denke, dass Schlaf und »Runterfahren« sehr wichtig sind, besonders, wenn man unter psychischen Erkrankungen leidet. Trotzdem können sie auch als Ausrede herhalten, sich aus dem Leben »auszuchecken« und zu vermeiden, sich mit Problemen auseinanderzusetzen. Die falsche Freundin trickst eine Person aus, indem sie sie glauben macht, dass sie sich besser fühlt, wenn sie »einfach ausspannt und die Party/das Meeting/den Urlaub sausen lässt«. Die Wahrheit ist, dass das nur sehr selten der Fall ist. Glaubt mir, ich wollte, ich würde das deshalb sagen können, weil ich vor Jahren schon davon kuriert wurde! Stattdessen werdet ihr dazu verleitet, euch vor Situationen zu drücken, die euch nervös machen, was auf Ängste bezogene Glaubenssätze noch verstärkt.

Aus Erfahrung weiß ich, dass die falsche Freundin dann am ausgefuchstesten ist, wenn die Person eine Veränderung in ihrem Leben beschließt. Es heißt, der Mensch ist ein Gewohnheitstier und neue Gewohnheiten ließen sich nicht so leicht einführen. Tatsächlich gehört das Akzeptieren neuer Gewohnheiten/Routinen zu den schwierigsten Dingen für das Gehirn. Denkt zum Beispiel an ältere Menschen, die sich neuen Technologien gegenüber verweigern; keine Änderungen bitte!

Seid also nicht überrascht, wenn euch KVT-Übungen, Achtsamkeits- oder andere Übungen am Anfang schwerfallen. Das ist völlig normal. Die Faustregel lautet, dass es 21 Tage braucht, um eine neue Gewohnheit zu etablieren, alles klar? Aber niemand erklärt jemals, welcher Grund dahintersteckt! Mit der Zeit konnte ich das auf drei Bereiche der Gehirnsabotage herunterbrechen: aggressives Gehirn, hinterlistiges Gehirn und positives Gehirn.

Stadium 1: aggressives Gehirn

Wenn ihr Glück habt, dann laufen Tag eins und zwei mit eurer neuen Routine noch glatt. Ihr strotzt vor positiver Energie und Enthusiasmus. Doch dann, an Tag drei, erwischt es euch …

- **Gedanken:** Du blöde Schl**pe, warum hast du das bloß für eine gute Idee gehalten? Du kannst das bestimmt nicht durchziehen. Du solltest jetzt einfach aufgeben.

- **Gefühle:** gestresst, wütend und frustriert
- **Körperlich:** übermüdet, schmerzanfällig und träge

Das ist euer Gehirn, das die neue Routine blindwütig ablehnt, weil es ein Abweichen von der Regel ist. Das dauert normalerweise fünf Tage. Also haltet durch!

Stadium 2: hinterlistiges Gehirn

Nun ist die zweite Woche und die aggressiven Symptome beginnen abzuklingen. Doch jetzt kommt etwas anderes hoch …

- **Gedanken:** Du hast letzte Nacht nicht so gut geschlafen, warum nimmst du dir heute nicht mal einen Tag frei?
- **Gefühle:** Gleichgültigkeit und Selbstmitleid
- **Körperlich:** lethargisch und desinteressiert

Lasst euch nicht reinlegen, das ist ein Trick! Die falsche Freundin versucht, alles mit einer neuen und freundlicheren Taktik zu sabotieren. Bleibt bei eurer Routine.

Stadium 3: positives Gehirn

Jetzt beginnt die dritte Woche. Ihr seid so nah dran! Plötzlich spricht euch das Gehirn Mut zu.

- **Gedanken:** Du hast das gut gemacht, du kannst echt stolz sein. Gönn' dir doch zur Belohnung mal eine Auszeit!
- **Gefühle:** befriedigt, besänftigt und zufrieden
- **Körperlich:** entspannt

Das ist der Teil, bei dem es mich normalerweise packt. Aber es ist wieder ein Trick! Das ist die falsche Freundin in ihrer reinsten Form. Ihr habt die letzte Hürde genommen, hört also jetzt nicht auf. Es ist der letzte verzweifelte Versuch eures Gehirns, die Routine mit Freundlichkeit grundlegend zu killen.

Nach drei Wochen wird euch eure neue Gewohnheit sehr viel leichter fallen – sie wird fast zu eurer zweiten Natur. Es ist eine Schufterei, aber wenn ich es hinkriege (und ich bin eine faule Sau), dann glaubt mir, könnt ihr alle das auch schaffen.

Tipp

Ich habe hier meine Top-Tipps für den Umgang mit den drei Saboteuren am Beispiel Fitnessstudio aufgelistet, passt sie gerne an eure Situation an.

- **Strenge:** Normalerweise gibt es im Leben Raum für Kompromisse, aber wenn es darum geht, neue Routinen zu etablieren, ist das hundertprozentige Verfolgen des Plans lebenswichtig. Wenn die Alarmglocke schrillt, dann denkt keine Sekunde darüber nach. Schwingt verdammt noch mal die Hufe. Oder, wenn ihr eure Routine direkt nach der Arbeit durchführt, geht hin, denkt nicht darüber nach!
- **Anreize:** Meiner Meinung nach wirkt nichts besser als Bestechung. Beispielsweise mache ich bevor ich losgehe Blaubeerpfannkuchen zum Frühstück (das dauert nur zehn Minuten) und esse sie später, während ich Trash-TV schaue.
- **Zukunftsdenken:** Versucht daran zu denken, wie ihr euch später fühlen werdet, nicht wie ihr euch jetzt fühlt. Es gibt nichts Schlimmeres, als von sich selber enttäuscht zu sein – es ist so demoralisierend. Wenn die Negativgedanken anfangen zu kreisen, denkt einfach: »Ich weiß, dass ich stolz sein werde, wenn ich es getan habe.«
- **Belohnungen:** Belohnt euch, wenn ihr eine Einheit absolviert habt. Ich gönne mir normalerweise einen Starbucks-Kaffee. Positive Verstärkung ist eine tolle Sache.

Denkt daran: Wenn ihr nichts tut, dann wird sich nichts verändern. Alles, wie groß oder klein es auch ist, ist gut, solange es eine Handlung beinhaltet. Das könnte zum Beispiel eine der folgenden sein:

- Geht zur Ärztin oder zum Arzt, um über eure Ängste zu sprechen.
- Macht einen Termin bei einer Therapeutin oder einem Therapeuten für eine KVT (S. 46).
- Gebt Kaffee oder Alkohol auf.
- Geht zu dieser Veranstaltung, auch wenn sie Ängste bei euch auslöst. Legt euch einen Plan zurecht, wenn es nötig ist, etwa »Ich muss nur eine Stunde bleiben«.
- Geht regelmäßig zu einem Lesekreis.
- Seid bei mehr Afterwork-Drinks dabei.

Seid auf der Hut vor der falschen Freundin! Ich habe mich so oft mit ihr eingeigelt (und tue das von Zeit zu Zeit noch immer), aber sie macht es einfach nicht besser. Es ist so ähnlich, wie ständig einen Zahnarzttermin aufzuschieben – es scheint, als ob das Zuhausebleiben sicherer sei, aber ihr gebt dem Zahn einfach nur mehr Zeit zu verfaulen.

Kapitel 7 – Ratschläge für Familie und Freunde

Nach einer harten Nacht vor ein paar Jahren schaute meine Mutter mit Tränen in den Augen nach mir und sagte: »Ich fühle mich so machtlos, weil ich nicht weiß, wie ich dir helfen kann. Ich möchte alles besser machen, aber mache es nur noch schlimmer.« Obwohl ich selber keine Kinder habe, kann ich mir vorstellen, wie schrecklich es sein muss, jemanden, den man liebt, leiden zu sehen und nicht zu wissen, was man tun kann. Ich weiß, wie verzweifelt ich versuchen würde zu helfen, wenn die Rollen vertauscht wären. Trotz all ihrer Bemühungen konnte nichts, was meine Eltern unternahmen, mir helfen. Sie wussten nicht, womit sie es zu tun hatten und ich war ratlos, wie ich sie instruieren könnte. Mein Freund sah sich demselben Dilemma gegenüber und bekam meine Wut mit voller Wucht zu spüren, wenn er das »Falsche« sagte. Und dadurch fühlte ich mich wiederum schuldig, denn ich wusste, dass er nur helfen wollte. Es war ein aufreibender Teufelskreis.

Hier ein Beispiel einer typischen angstgetriggerten Szene aus meiner Vergangenheit:

Ich: (Heule hysterisch) Ich kann nicht atmen, Mama. Es ist alles zu viel. Ich will nicht zu dieser Party gehen. Ich werde mich zum Narren machen.

Mama: Was meinst du denn, Liebes? Es wird nichts passieren. Versuche, dich zu beruhigen.

Ich: Ich bin es, ich bin ein Freak! Das weiß jeder. Ich werde für den Rest meines Lebens unglücklich sein. Ich kann es nicht ändern.

Mama: Was? Claire, beruhige dich doch. Du musst dich jetzt beruhigen. Oh Gott, ich mache es nur noch schlimmer, oder?

Die obige Situation beschreibt das, was ich einen »Nervenzusammenbruch« nenne. Es geschieht dann, wenn all die Angst, die jemand zu unterdrücken versucht hat, förmlich implodiert. Ich vergleiche das gerne mit einem Fluss, der über die Ufer tritt – einer, der nicht eher aufhört, bis das ganze Wasser abgelaufen ist (was im Gegenzug die betroffene Person erschöpft und ausgelaugt zurücklässt). Das mitanzusehen kann sehr erschütternd sein.

Hier ein weiteres Beispiel:

Ich: Oh Gott, ich möchte nicht zu diesem Essen heute Abend gehen. Mir wird nichts Interessantes einfallen, was ich sagen kann. Deine Freunde werden mich für langweilig halten.

Dan: Wovon sprichst du? Du bist lächerlich!

Ich: Ich bin nicht lächerlich. Du hältst mich für einen Freak, stimmt's? Warum verstehst du das nicht?

Dan: Ich versuche es ja, Schatz, aber es ergibt überhaupt keinen Sinn. Niemand will dich prüfen – es sind alles nette Leute. Warum glaubst du, dass sie sich auf dich fixieren? Sie haben doch ihr eigenes Leben!

Um jemandem mit einer Angststörung helfen zu können, ist es meiner Meinung nach essenziell, das Problem als Ganzes zu verstehen und nachvollziehen zu können, wie Betroffene sich damit fühlen und wie sie denken. Eines der größten Probleme bei psychischen Erkrankungen ist der Mangel an Orientierungshilfen. Im Gegensatz zu körperlichen Zuständen wie einem Magen-Darm-Infekt oder einem gebrochenen Knochen gibt es hier keine klaren Behandlungsvorgaben, die Heilung garantieren. Ärztinnen und Ärzte können lediglich »Vorschläge« machen, ohne konkrete Beweise für deren Wirksamkeit zu haben. Wenn ihr verzweifelt seid, ist das ist nicht gerade das, was ihr hören möchtet (ich kenne das gut). Die Verantwortung für die Betreuung liegt daher hauptsächlich bei euren Lieben, und das kann niederschmetternd sein.

Außerdem ist es frustrierend, wenn eure Lieben immer und immer wieder ungewollt das Falsche sagen, weil sie es nicht verstehen. Begleitet wird das von einer Welle an Schuldgefühlen, weil ihr wisst, dass sie ja nur versuchen zu helfen. Das Ende vom Lied ist, dass nichts geklärt ist und ihr dazu verdammt seid, in Zukunft wieder dieselben Muster abzuspulen.

Während meines Heilungsprozesses begann ich, die Situation mit anderen Augen zu sehen. *Ich* allein wusste, was ich hören musste. Wie konnte ich dann erwarten, dass meine Liebsten in der Lage sein würden mir zu helfen, wenn ich es ihnen nicht mitteilte? Würdet ihr von jemandem erwarten, einen Ikea-Schrank ganz ohne Anleitung aufzubauen? (Nicht, dass ich die jemals lesen würde.) Wenn ich wollte, dass sich die Dinge zum Besseren wendeten, dann brauchte ich eine proaktive Methode.

Ich würde euch gerne ein paar Tipps weitergeben, die aus meiner persönlichen Erfahrung stammen und von denen ich hoffe, dass sie auch anderen helfen werden. Das erste, was ich betonen muss, ist, dass Angst keine rationale Störung ist. Ihr könnt nicht davon ausgehen, dass die üblichen Dinge, die normalerweise eine Person in Not trösten, nun sehr hilfreich sind. Versucht nicht, ein irrationales Problem mit einer rationalen Reaktion angehen zu wollen – wenn überhaupt, dann macht es das nur noch schlimmer.

Meiner Erfahrung nach suchen Menschen mit Angststörungen ständig nach Anzeichen, »nicht normal« zu sein. Wir haben sehr feine Antennen für menschliche Emotionen (weil unsere eigenen so fein getunt sind). Wenn ihr jemanden mit einer Angststörung kennt, dann ist die Wahrscheinlichkeit groß, dass er oder sie irgendwann mal etwas in der Art gesagt hat wie »Er denkt, dass ich seltsam bin. Ich konnte es schon an seinen Augen sehen, das war deutlich.« Oder »Entschuldige, Mama, du musst die Nase voll haben davon, dass ich so bin.« Es ist eine Mischung aus Angst und Schuld. Ich persönlich fürchtete mich vor dem, was ich »den Blick« nannte. Es ist schwer zu beschreiben … der »Ich weiß nicht, was ich sagen soll«-Blick. Er erfüllte mich mit einem Gefühl von Furcht und Hoffnungslosigkeit. Kurz, es war ein Anstarren, das sagte »Du bist allein und niemand kann dir helfen.« Es gibt nichts Schlimmeres, als sich allein zu fühlen, wenn es einem schlecht geht. Diesen Blick habe ich im Laufe der Jahre in den Augen vieler Menschen gesehen und selbst wenn sie es bestritten hätten, hätte das nichts daran geändert, wie ich mich fühlte. (Ja, ich weiß, dass ich jetzt beginne paranoid zu klingen, aber lest weiter!)

Das soll auf keine Weise Kritik an meinen Eltern oder Freundinnen und Freunden sein – ich kann gar nicht zählen, auf wie viele Arten sie versucht haben, mir zu helfen. Um ehrlich zu sein, glaube ich, dass das, was ich als einen Ausdruck der Verlassenheit ausgelegt habe, viel eher Angst war ... sie wussten nicht, was sie tun sollten und das war es, was ich sehen konnte. Konsequenterweise begann ich daraufhin – wie viele Leidende – meine Angst zu verstecken. Ich versteckte sie vor meinem Freund, meinen Freundinnen und Freunden und meinen Eltern, weil ich den Blick in ihren Augen und die Schuldgefühle, weil ich ihnen so viel Schmerz bereitete, nicht ertragen konnte. Es war einfacher, vorzugeben, alles sei okay.

Wie man jemandem mit einer Angststörung helfen kann

Tretet hundert Prozent ruhig und zuversichtlich auf

Diesen ersten Punkt kann ich nicht genug betonen. Legt selbst dann, wenn ihr euch in die Hosen sch**ßt, eine oscarreife Vorstellung aufs Parkett und strahlt das Gegenteil aus. Das ist sehr wichtig, denn die Person, die den Anfall hat, wird eure Emotionen widerspiegeln und entsprechend reagieren. Wenn ihr die Zuversicht ausstrahlt, dass alles okay sein wird, wird es sie beruhigen.

Lasst den Anfall zu

Sagt der betroffenen Person nicht »Hör auf« oder schreit sie nicht mit »Beruhige dich« an. Der Anfall ist schon in vollem Gange und muss jetzt seinen Lauf gehen, also ermutigt die Person nicht, dagegen anzukämpfen. Seid auch nicht zu aufdringlich und zwingt sie nicht, »schneller über den Anfall hinwegzukommen«. Seid einfach die beständige und stabile Figur im Hintergrund, die geduldig wartet, bis sich alles etwas beruhigt hat (denn letztlich wird es das). Anfälle ebben viel schneller ab, wenn sie vom Gehirn akzeptiert werden.

Benutzt Ablenkungen

Nein, ich meine jetzt nicht, dass ihr anfangen sollt, mit Messern zu jonglieren oder Räder durch den Raum zu schlagen! Macht irgendetwas, was den Verstand der betroffenen Person aus der Situation löst. Genauer, versucht es mit etwas, was sie dazu zwingt, ihr Gehirn anzustrengen. Nichts, was zu schwierig wäre, in der Art von »Was ergibt 63 × 27?« Vielleicht ein einfaches Spielchen wie »Wie viele männliche Vornamen fallen dir ein, die mit A beginnen?« Das Ablenken des Gehirns ist eine exzellente Strategie und wenn die Person, die den Anfall erlebt, sieht, dass ihr euch beteiligt, dann ist es wahrscheinlicher, dass sie darauf einsteigen wird.

Humor ist ebenfalls ein sehr wirkungsvolles Werkzeug. Meiner Erfahrung nach neutralisiert Lachen einen Anfall auf die gleiche Weise wie es Wasser mit Feuer tut – versucht also, einen Witz über die Situation zu machen. Zum Beispiel »Zur Hölle, da kommt tatsächlich Dampf aus deinen Ohren, du bist wie ein Kessel!«

Biete Unterstützung bei der Erholung

Die Ratschläge für Angstattacken und Panikattacken unterschieden sich hier geringfügig.

Angst

Nach einer Angstattacke wird die betroffene Person höchstwahrscheinlich erschöpft sein, weil der Anfall ihr Adrenalin und ihre emotionalen Ressourcen verbraucht hat. Deshalb solltet ihr ihr dabei helfen, sich wohler zu fühlen. Wenn ihr zu Hause seid, dann bettet sie gemütlich mit ein paar Kissen auf das Sofa. Bietet ihr an, ihr Lieblingsgetränk zuzubereiten (nebenbei: Ein heißer Kakao wirkt Wunder) und zeigt ihr eure Zuneigung (Umarmungen etc.). Auch etwas Ablenkung durch Smalltalk oder Fernsehen kann helfen.

Wenn ihr an einem öffentlichen Ort seid, dann macht es ihr so angenehm wie möglich (geht zum Beispiel in ein Café oder bleibt zehn Minuten im Auto sitzen). Sucht euch einfach ein Örtchen, an dem sich die Person sicher fühlt und sich entspannen kann. Bombardiert sie an diesem Punkt *nicht* mit Fragen, warum sie glaubt, dass es zu der Attacke kam. Macht auch in dieser Situation nur ein bisschen Smalltalk und lenkt sie mit irgendetwas ab (zum Beispiel Musik).

Panik

Nach einer Panikattacke kreist im Körper der betroffenen Person eine Menge Adrenalin, das erst einmal abgebaut werden muss (es muss hauptsächlich verbraucht werden, um die Herz-Rhythmus-Störungen zu reduzieren). Wenn es möglich ist, dann ermuntert sie dazu, sich ein bisschen zu bewegen und macht das mit ihr zusammen. Eines Abends, als ich eine entsetzliche Panikattacke hatte, nahm mich mein Vater auf einen strammen Spaziergang in der kalten Januarluft mit. Es war ihm in diesem Moment zwar nicht bewusst (so wie alles nach dem Trial-and-Error-Prinzip lief), aber es war das Allerwirkungsvollste, was er jemals vorschlug! Es war zehn Uhr abends, was ihn aber weiter nicht störte. Wir zogen unsere Jacken über und liefen zehn Minuten lang durch die Straßen.

Wenn ihr nicht rausgehen könnt, um euch zu bewegen, dann rennt vielleicht einfach die Treppen rauf und runter, macht ein paar Hampelmänner oder tanzt herum. Es fühlt sich vielleicht bescheuert an, aber es hilft. (Versucht es aber nicht mit Bewegung, wenn das gegen den Rat des Arztes wäre.)

Wenn das Adrenalin abgebaut ist, wird sich die Person ausgelaugt fühlen (körperlich und psychisch), also sorgt wie oben beschrieben dafür, dass sie sich so gut wie möglich wohlfühlt. Nach unserem strammen Spaziergang saß mein Vater mit mir zusammen auf dem Sofa und wir schauten *Catch me if you can*. Wir tranken ein Glas Wein und er schlang seine Arme um mich. Ich weiß, dass das ziemlich seltsam klingt – eine 26-jährige Frau, die mit ihrem Vater wie ein Kind auf dem Sofa kuschelt! Zum ersten Mal seit Jahren fühlte ich mich zu hundert Prozent sicher. Ihr werdet überrascht sein, wie sehr diese alten und primitiven Techniken wirken.

Und auch hier gilt: Bombardiert die betroffene Person in diesem Stadium nicht mit Fragen – lasst sie einfach nur runterkommen.

Fragt, ob sie darüber reden wollen

Wenn sich schließlich alles wieder beruhigt hat (lasst ein paar Stunden ins Land gehen), dann fragt die betroffene Person, ob sie darüber reden möchte. Ehrlicherweise ist die Wahrscheinlichkeit, dass eine Therapeutin oder ein Therapeut hier helfen kann, größer, weil sie oder er ganz genau versteht, was die Person durchmacht. Bei Ängsten kann die KVT (S. 48) sehr hilfreich sein. Wenn ihr so schnell keinen Termin bei einem Therapeuten bekommt, könnt ihr es auch bei der Telefonseelsorge probieren.

Hier ein paar hilfreiche Sätze, die einer Person guttun, die gerade einen Anfall hinter sich hat:

- »Denk dran, das ist nur ein übler Trick. Du bist verzweifelt, aber es wird nichts Schlimmes passieren. Es ist alles gut.«
- »Ich bin da. Ich gehe nirgendwo hin. Wir stehen das gemeinsam durch. Das ist ein behandelbares Leiden. Ich gebe dich nicht auf!«
- »Ein Schritt nach dem anderen, okay? Ich weiß, dass es dir in den Fingern juckt, weiterzudenken und dass dein Verstand auf Hochtouren läuft, aber wir müssen versuchen, in der Gegenwart zu bleiben.«
- »Du bist nicht die Einzige, der es so geht. Dieses Leiden gibt es häufiger als du denkst! Es gibt keinen Grund, sich zu schämen.«
- »Warum spielen wir nicht etwas? Auch gegen Fernsehen ist nichts zu sagen! Wie wäre es mit einem Kartenspiel?«
- »Wenn du nachher ruhiger bist, sprechen wir darüber, was dir Probleme bereitet. Wir schreiben alles auf und gehen das gemeinsam durch.«

Die fünf Don'ts

Bezugspersonen machen eine Menge typischer Fehler (nicht durch ihre eigene Schuld) und ich möchte hier fünf davon hervorheben.

Stellt keine Fragen Aus Erfahrung kann ich sagen, dass ich mich bei einer Angst- oder Panikattacke kaum an meine eigene Adresse erinnern kann. Es ist fast unmöglich, einen klaren Gedanken zu fassen. Deshalb werden wiederholte Fragen eine emotionale Reaktion bei mir hervorrufen. Selbst so harmlose wie »Was ist denn los?« oder »Warum zitterst du so?« können mich frustrieren. Wenn der Verstand nicht rational arbeitet, wird das durch das Fragenstellen bei der oder dem Leidenden noch betont, wodurch sie oder er sich noch gestresster fühlt. Versucht also, es ganz zu unterlassen.

Versucht auch nicht, das Problem zu »lösen«. Ehrlich gesagt sind Männer in dieser Hinsicht viel schlimmer (sorry für den Sexismus). Vielleicht liegt es daran, dass sie nicht menstruieren und deshalb niemals über eine verschüttete Tasse Tee in Tränen ausgebrochen sind. Eine Angst- oder Panikattacke kann man nicht lösen, denn technisch gesehen ist hier gar nichts verkehrt und jeder Vorschlag wird die Sache nur noch verschlimmern. Lasst die leidende Person ohne Unterbrechung einfach nur ihre Situation »spüren«. Wenn sie weint, lasst sie weinen. Es wird den Druck schneller nehmen.

Verfallt nicht in Panik Während eines Ausrasters reagiere ich auf die Reaktionen der anderen um mich herum übersensibel. Vor zwei Jahren sagte eine Kollegin während eines Anfalls mal zu mir: »Oh mein Gott, du zitterst wie verrückt. Sollen wir einen Krankenwagen rufen? Ich glaube, wir sollten sofort einen Krankenwagen rufen!« Ich möchte jetzt nicht zu sehr ins Detail gehen, aber meine Reaktion war irgendetwas wie »F***********ck! Oh mein Gott, ist es so schlimm? Sterbe ich jetzt? Verliere ich jetzt den Verstand und werde sediert?«

Bezugspersonen sollten einen heiklen Fehler vermeiden. Es ist ganz natürlich, verzweifelt zu sein, wenn jemand, den man liebt, leidet. Und dennoch ist es wichtig, ruhig zu bleiben. Versucht euch in Erinnerung zu rufen, dass es ein Anfall ist – körperlich wird nichts Schlimmes passieren. (Ich sage das, weil viele Betroffene fälschlicherweise meinen, einen Herzanfall zu haben.) Ihr müsst euch nicht sorgen – es wird wieder vorübergehen. Hier ein paar Dinge, die andere zu mir gesagt haben und die ihre eigene Panik ausdrückten: »Oh Gott, ich weiß nicht, was ich sagen soll.«, »Ich helfe dir nicht, oder?«, »Das ist echt übel.« und »Warum kannst du dich nicht beruhigen?« Sagt im Zweifel nur sehr wenig und nehmt zu der Person einfach nur Körperkontakt auf. Unterschätzt niemals den Wert einer dicken Umarmung!

Verliert nicht die Beherrschung. Engländer sind echte Trottel, wenn es um »liebevolle Strenge« geht. Wir sind sehr stolz auf unsere »stiff upper lip«-Mentalität, die die Generationen überdauert hat. Diese Haltung ist in vielerlei Hinsicht hilfreich. In einer kriegsähnlichen Situation hätte ich lieber einen General über mir, der Arschtritte verteilt, statt Gruppenumarmungen für alle anzubieten. Trotzdem kann ich euch versichern, dass das nicht die Herangehensweise ist, die man einem Menschen mit einer akuten Angststörung gegenüber an den Tag legen sollte! Solche Sätze wie »Reiß dich zusammen«, »Genug jetzt, Kopf hoch!« oder »Hör auf, ein Weichei zu sein« machen die Dinge nur noch schlimmer. Ihr müsst begreifen, dass die betroffene Person verzweifelt versucht, »sich zusammenzureißen«, aber nicht weiß, wie. Freundlichkeit und Geduld sind immer die besseren Optionen. Zu den besten Dingen, die ihr sagen könnt, gehört: »Ich weiß, dass du Angst hast, aber das geht vorbei.«

Außerdem ist es wichtig, zu verstehen, dass unter Ängsten Leidende ständig befürchten, eine »Last« für ihre Bezugspersonen zu sein und sich immerzu dafür entschuldigen. Ich mache das die ganze Zeit und das macht meinen Freund ganz verrückt. Seid also darauf vorbereitet, *sehr viel* beschwichtigen zu müssen. Stellt euch vor, zu einem Roboter zu sprechen, der alles nach zehn Minuten wieder vergessen hat. Das ist schwierig, da bin ich sicher, aber bleibt ruhig und verliert nicht die Beherrschung.

Zwingt sie nicht, »positiv zu denken«. Das ist jetzt etwas schwer zu erklären, also habt Nachsicht mit mir. Stellt euch vor, jemand, der euch nahestand, sei gestorben und ihr seid natürlich sehr traurig. Jetzt stellt euch vor, eine Freundin oder ein Freund würde euch sagen: »Sieh die Dinge doch mal positiv« oder »Denk doch mal an die schönen Dinge des Lebens«. Wie nutzlos und ärgerlich wäre dieser Ratschlag wohl? Okay, und jetzt übertragt dieses Szenario auf einen unter Ängsten Leidenden, denn genauso fühlt diese Person sich, wenn ihr dasselbe zu ihr sagt. Nicht, dass ich irgendwie andeuten wollte, dass der Verlustschmerz bei einem Trauerfall dasselbe ist wie eine Angstattacke, doch das Gefühl der Hoffnungslosigkeit ist ähnlich. Ihr könnt nicht positiv denken, weil:

- Ihr kaum einen klaren Gedanken fassen könnt, geschweige denn einen positiven.
- Das Gehirn mit negativen Emotionen überschwemmt wird und jeder Versuch, dagegen anzukämpfen, fruchtlos ist. Am besten ist es, diese Gefühle auf natürliche Weise abebben zu lassen.

Kurz: Auf die Unfähigkeit der betroffenen Person hinzuweisen, während eines Anfalls an etwas »Schönes zu denken«, ist genauso nutzlos wie ein Kühlschrank am Nordpol.

Hindert sie nicht daran, das zu tun, was sich richtig anfühlt. Das ist jetzt subjektiv, versteht es also nicht als Evangelium – wenn euer Liebster oder eure Liebste das Gefühl hat, ihre oder seine Finger in Scheiben zu schneiden fühle »sich richtig« an, würde ich empfehlen einzugreifen!

Dennoch ist es wichtig, daran zu denken, dass das Gehirn ein bemerkenswertes Ding ist und letztendlich in der Lage sein wird, für die eigene Entspannung zu sorgen. Versucht deshalb nicht, es von irgendetwas abzuhalten.

Ich schätze es, während einer Panikattacke …

- im Flur auf dem Boden zu sitzen – ich weiß, dass das sonderbar ist, aber ich empfinde es als tröstlich.
- wenn Dan neben mir sitzt oder in der Küche steht, wo ich ihn sehen kann – meine Hündin Rigby sitzt dann normalerweise zu meinen Füßen.
- den Satz »Ich habe solche Angst« mindestens fünf Mal zu sagen.

- ein kleines Glas Rotwein zu trinken und laut ein Buch zu lesen – das ist wieder sonderbar, aber es hilft.

Heutzutage nimmt Dan kaum etwas von dem oben genannten wahr. Es ist in unserer Wohnung völlig »normal«! Er würde jetzt einräumen, dass er bei meinen ersten Anfällen noch versucht hat, mich dazu zu bringen, mich aufs Sofa zu setzen oder etwas Wasser zu trinken. Heute hat er nur noch ein Auge auf mich und vertraut meinen Instinkten, was das Allerbeste ist.

Mir geht es darum, dass ihr, wenn eure Liebste oder euer Liebster etwas tun möchte, was »etwas unkonventionell« ist, ihn oder sie das tun lasst, ob es jetzt im Badezimmer weinen, auf dem Küchenfußboden liegen oder Kinderlieder singen ist. Dennoch ist das, wie schon gesagt, auch subjektiv. Entscheidet von Fall zu Fall. Ich würde zum Beispiel jemanden nicht schreiend im Haus umherlaufen lassen, weil das ein unberechenbares und nicht hilfreiches Verhalten ist. Aber statt die Person rundheraus davon abzuhalten, schlagt ihr doch einen Spaziergang vor, um das Adrenalin abzubauen.

Trost ist für jemanden, der unter einer psychischen Erkrankung leidet, eine kostbare Sache. Die Anwesenheit eines freundlichen Gesichts und beruhigender Worte kann Wunder bewirken.

Caritative Einrichtungen und hilfreiche Organisationen

Zum Schluss empfehle ich noch, einen Blick auf die wichtigsten Websites für psychische Gesundheit zu werfen, sie bieten eine Menge allgemeiner Ratschläge und Tipps für Bezugspersonen. Alle Adressen findet ihr im Anhang (S. 149).

Kapitel 8 – Werdet aktiv!

Ich hoffe, dass ihr jetzt, an dieser Stelle, ein besseres Verständnis dafür entwickelt habt, was eine Sozialphobie ist und herausfinden konntet, welche Bereiche für euch geeignet sind. Und was jetzt? Nun, jetzt müsst ihr einen Heilungsplan erstellen! Viele Menschen sind Prokrastiniererinnen und Prokrastinierer, etwa in der Art: »Oh mein Gott, das ist so eine tolle Idee! Ich werde mir das morgen ansehen.« Vier Wochen später und nichts ist passiert. Mein Rat an euch ist, mit dem Heilungsplan gleich morgen früh zu beginnen, bevor ihr irgendetwas anderes tut und das Gehirn mit irgendwelchen anderen Dingen zugeschüttet wird.

Einen Plan machen

Wenn es um psychische Gesundheit geht, gibt es keine »Einheitsgröße«. Alles kann und sollte individualisiert werden. Einen Plan zu machen ist eine gute Idee, weil er euch auf der Spur halten wird. Studien zeigen, dass Menschen ihre Ziele eher dann erreichen, wenn sie eine Strategie haben. Mein Rat ist, mindestens eine Stunde für das Entwerfen des Plans einzuplanen, ihn in Abschnitte aufzuteilen und mit Terminen zu versehen. Seid, was die Zeitfenster betrifft, realistisch.

Arzttermine

- Vereinbart *jetzt* einen Termin, bevor ihr kneifen könnt. Wenn ihr das Gefühl habt, ihr könntet nervös oder emotional sein und bräuchtet Extra-Zeit, dann vereinbart gleich einen längeren Termin.
- Erstellt eine Liste mit allen körperlichen und emotionalen Symptomen, die euch dabei helfen wird, euch kurz zu fassen.
- Sprecht die verschiedenen Medikationsmöglichkeiten mit eurer Ärztin oder eurem Arzt durch.

Medikamentenplan

- Sucht euch ein Wochenende aus, an dem ihr mit den Medikamenten beginnt (falls ihr euch für diesen Weg entscheidet). Es ist zwar nicht gesagt, dass ihr Nebenwirkungen haben werdet, doch es ist besser, darauf vorbereitet zu sein.
- Sagt es eurer Familie, Freundinnen oder Freunden, sodass sie vorgewarnt sind, wenn ihr ein paar Tage überwintern wollt.
- Habt eine Menge guter Dinge vorrätig, wenn ihr euch in dieses Wochenende begebt. Stellt es euch als eine gute Sache vor. Wann habt ihr in eurem Leben schon mal eine perfekte Ausrede, nichts zu tun?

Therapie

- Überlegt euch, welche Art der Therapie euch am meisten anspricht und macht vorab eine Online-Recherche. Sprecht mit jemandem bei der Hotline der Telefonseelsorge, wenn ihr einen Expertenrat in Anspruch nehmen wollt.
- Meiner Meinung nach lohnt es sich, ein paar Übungen aus der Konfrontationstherapie zu machen (siehe Kapitel 2), sobald ihr euch wohl genug dazu fühlt, denn sie ist bei Sozialphobien sehr effektiv. Sie werden euch auch dabei helfen, euer Selbstvertrauen zu stärken.

Bewegung und Sport

- Nehmt langsam irgendeine sportliche Aktivität in eure wöchentliche Routine auf. Ich bin sicher, dass sich mindestens zweimal in der Woche eine halbe Stunde Zeit dafür finden lässt.
- Tragt sie wie eine echte Verabredung in euren Kalender ein. Sie kann weder abgesagt noch übersehen werden.
- Stellt euch eine Playlist zusammen, die euch während des Sports motiviert.

Auszeit

- Plant, genauso wie mit dem Sport, mindestens zwei Stunden in der Woche für eine Auszeit ein. Ich habe üblicherweise eine Stunde dienstagsabends und eine am Sonntagnachmittag.
- Warnt euer Umfeld vorab, sodass euch niemand stört, und stellt euer Telefon aus.

- Eine Auszeit kann alles mögliche sein, vom Lesen, dem Schauen einer Fernsehshow oder dem Genießen eines Bades. Es geht darum, dass ihr etwas Zeit für euch zum Auftanken habt.

Ernährung

- Fahrt euren Kaffee- und Alkoholkonsum langsam herunter. Meiner Meinung nach ist der kalte Entzug keine gute Idee, er ist zu extrem. Reduziert die Menge stattdessen täglich ein bisschen.
- Beginnt damit, regelmäßig Lachs und Spinat in eure Ernährung (S.42) einzubauen.

Es mag zuerst etwas überfordernd wirken, aber mit der Zeit wird es zur Routine werden. Ihr müsst nicht alles auf einmal machen! Setzt euch als Frist einen Monat, um alles auf die Reihe zu bekommen. Überlegt mal, wie viel Zeit ihr mit Fernsehen oder Surfen im Internet verbringt. Ich bin sicher, dass ihr die Zeit finden werdet, um euch zu heilen.

Rückfälle

Ich verwende den Begriff »Rückfall« nicht gerne, weil das eine Sucht impliziert. Dennoch kann das Zurückfallen in schlechte Gewohnheiten natürlich passieren. Trotz aller Erfahrung verfalle ich hin wieder in alte Gewohnheiten und vergesse, auf mich zu achten. Aber das ist okay. Es ist unrealistisch anzunehmen, dass ihr einmal, wenn ihr angefangen habt, eure Ängste zu bekämpfen, niemals wieder etwas von ihnen hören werdet. Um eine Analogie auf das Körperliche heranzuziehen: Wärt ihr am Boden zerstört, wenn ihr mehr als eine Erkältung in eurem Leben bekommen würdet? Natürlich nicht – es kommt eben vor und mit der Zeit werdet ihr wieder gesund. Versucht, das auf die psychische Gesundheit zu übertragen. Dieselben Techniken werden wieder funktionieren und es wird beim zweiten Mal sehr wahrscheinlich leichter. Ein Rückfall ist kein Versagen – es ist einfach Teil des Lebens und nichts, wofür man sich schämen müsste.

In diesem Szenario ist das Erste-Hilfe-Set, das ich in Kapitel 2 erwähne, sehr hilfreich. Es ist zu eurer Unterstützung da, wenn ihr ein bisschen Extra-Unterstützung braucht. Fühlt euch eine Weile schlecht, aber wenn ihr damit durch seid, dann nehmt wieder die Routine auf, die euch beim letzten Mal geholfen hat.

Ihr KÖNNT das – ich glaube an eure eigene Kraft. Eine gute Freundin sagte mal zu mir: »Es gibt nicht viele Menschen im Leben, die für dich da sind, deshalb solltest du verdammt noch mal einer davon sein.«

Kapitel 9 – Zu guter Letzt …

Während ich dies hier schreibe, sind es noch zwei Wochen bis zu meiner Hochzeit. Genau – ich werde eine verheiratete Frau sein, wenn dieses Buch erscheint, obwohl ich mich noch nicht alt genug dafür fühle, eine Mrs zu sein und schlichtweg ablehne, erwachsen zu werden!

Mittlerweile kommt es mir merkwürdig vor, wenn ich an diese furchtbare Zeit vor drei Jahren denke. Das Mädchen, das davon überzeugt war, sein Leben sei vorbei und es würde alles verlieren, ist für mich wie eine Fremde. Die Zeit und eine ordentliche Prise innerer Akzeptanz halfen ihm, wieder Vertrauen sowohl in sich selbst als auch in die Welt zu fassen.

Ich hatte weder eine Runderneuerung, noch bin ich ein Jahr herumgereist, um »mich selbst zu finden«. Ich arbeitete hart dafür, meine psychischen Probleme in den Griff zu bekommen und bin stolz darauf, wie weit ich gekommen bin.

Ich übermittle all denen meine Liebe und Unterstützung, die von Sozialphobien und Panikattacken betroffen sind. Gebt nicht auf. Macht einen Schritt nach dem anderen. Die harten Zeiten gehen vorüber … weil sie es immer tun.

Danksagung

Dieses Buch ist all denen gewidmet, die mit Sozialphobien leben. Ihr seid keine Freaks, keine Loser, oder vielleicht am wichtigsten, ihr seid nicht allein.

Dank an meine Lektorin Rachel Menzies und das Team von Jessica Kingsley Publishers.

Dank an meine Familie für ihre nicht enden wollende Unterstützung, meine engsten Freundinnen, die sich echt ins Zeug legen würden, um von meiner Panikattacke abzulenken, und zum Schluss auch an meinen Fels und die Liebe meines Lebens Dan.

Service

Hier findet ihr Hilfe

- Ruft bei der Telefonseelsorge an. Dort gibt es schnelle anonyme Hilfe und die Telefonseelsorge kann Informationen zu weiteren Anlaufstellen bereitstellen. Die Telefonnummer in Deutschland ist: 0800/111 0 111 bzw. 0800/111 0 222 (142 in Österreich, 143 in der Schweiz), im Internet findet ihr den Dienst unter www.telefonseelsorge.de. Der Anruf ist kostenfrei. Chat- und Mailberatung sind auch möglich.
- Es gibt auch Videosprechstunden bei zugelassenen Psychotherapeuten. Für die Suche nach einem Therapeuten ist die Website der Psychotherapeutenkammer des Bundeslandes eine gute Anlaufstelle. Ihr findet den Link zur jeweiligen Kammer unter www.bptk.de/service/therapeutensuche.
- Eine gute Informationsquelle ist auch die Seite www.wege-zur-psychotherapie.org.

Kontaktiert eure Krankenkasse und bittet um Unterstützung. Es gibt Kliniken, die schnell und ohne Wartezeit ambulant und/oder stationär Kriseninterventionen anbieten. Wichtig: Ihr müsst mit der Krankenkasse die Kostenübernahme vorher abklären.

Quellen

Adams, R. **Surge in young people seeking help for exam stress**. The Guardian 2015. www.theguardian.com/education/2015/may/14/calls-to-childline-over-exam-stress-break-records (letzter Zugriff: 13.07.2021)

Anxiety UK www.anxietyuk.org.uk/about-us (letzter Zugriff: 13.07.2021)

Devon, N. Persönliches Interview 2015. www.allmadhere.co.uk/2015/12/17/the-devon-effect/ (letzter Zugriff: 13.07.2021)

Hochman, D. **Amy Cuddy takes a stand.** New York Times 19. September 2014. www.nytimes.com/2014/09/21/fashion/amy-cuddy-takes-a-stand-TED-talk.html?_r=2 (letzter Zugriff: 30.07.2016)

MacLean, P. D. **The Triune Brain in Evolution: Role in Paleocerebral Functions.** New York, NY: Springer 1990.

Empfehlungen von Claire Eastham

Zum Schluss eine zufällige Auswahl an Informationen, die vielleicht hilfreich für euch sind.

Bücher

Barrett, Grace, Devon, Natasha und Mendoza, Nadia: **The Self-Esteem Team's Guid to Sex, Drugs an WTFs?!!** London: John Blake Publishing 2015.

Cain, Susan: **Still. Die Kraft der Introvertierten.** München: Goldmann Verlag 2013.

Carbonell, David: **Panic Attacks Workbook,** Berkely, CA: Ulysses Press 2004.

Hughes, Neil: **Walking on Custard & the Meaning of Life: A Guide for Anxious Humans.** UK: Enthusiatic Whim 2015.

Powell, Trevor: **The Mental Health Handbook: A Cognitive Behavioural Approach** (3. Auflage). London: Speechmark Publishing 2009.

Blogs/Vlogs

Meiner natürlich: www.allmadhere.co.uk/ (letzter Zugriff: 12.08.2021)

Die YouTube-Kanäle von Ruby Ray, Laura Lejeune, LikeKristen und Laura Nuttall.

Diary of a Social Phobic: diaryofasocialphobic.wordpress.com (letzter Zugriff: 12.08.2021)

The Social Phobic: thesocialphobic.wordpress.com (letzter Zugriff: 12.08.2021)

In Our Hands (Dr. Pooky Knightsmith): www.inourhandssite.wordpress.com (letzter Zugriff: 12.08.2021)

The Anxiety Coach (David Carbonell): www.anxietycoach.com (letzter Zugriff: 12.08.2021)

The Adrenal Fatigue Solution (Fawn Hansen): www.adrenalfatiguesolution.com (letzter Zugriff: 12.08.2021)

Beauty-Blog (Caroline Hirons): www.carolinehirons.com (letzter Zugriff: 12.08.2021)

Wem man bei Twitter folgen kann

Matt Haig

Natasha Devon

@rachelgriffin22

@asklikekristen

@_PookyH

@bryony_gordon